L'HOMME ET LA NATURE

Du même auteur chez le même éditeur

La Vie secrète des arbres, version texte, 2017.
La Vie secrète des arbres, version illustrée, 2017.
La Vie secrète des animaux, version texte, 2018.
La Vie secrète des animaux, version illustrée, 2018.
Le Réseau secret de la nature, 2019.

Titre original : *Das geheime Band zwischen Mensch und Natur. Erstaunliche Erkenntnisse über die 7 Sinne des Menschen, den Herzschlag der Bäume und die Frage, ob Pflanzen ein Bewusstsein haben*

Les Arènes,
17-19, rue Visconti, 75006 Paris
Tél. : 01 42 17 47 80
arenes@arenes.fr
www.arenes.fr

PETER
WOHLLEBEN

L'HOMME ET LA NATURE

COMMENT RENOUER CE LIEN SECRET

Traduit de l'allemand par Lise Deschamps

LES ARÈNES

SOMMAIRE

AVANT-PROPOS

VIVRE EN LIEN AVEC LA NATURE, L'ÉPROUVER DE TOUS SES SENS… Cette expérience longtemps oubliée connaît un récent retour en grâce dans de nombreux pays. C'est ainsi que, au Japon, le bain de forêt a fait son apparition en tant que thérapie, prescrite sur ordonnance. Dans le même temps, la déforestation se poursuit, ce qui aggrave encore le changement climatique. La contradiction est telle qu'il nous est parfois difficile de retrouver notre place dans la nature. Personne ne cherche à détruire l'environnement de manière intentionnelle, et pourtant nous sommes prisonniers d'un quotidien qui nous pousse à consommer davantage.

Pour autant, porter des accusations et voir tout en noir n'est pas une posture constructive. Pointer un index menaçant vers l'apocalypse ou vers les points de bascule au-delà desquels les conditions climatiques ne sauraient être restaurées est un procédé digne de l'Inquisition, alors que nous avons un besoin urgent de motivation positive.

Venez plutôt avec moi en forêt pour constater à quel point le lien ancestral qui nous unit à la nature est intact. Car il l'est encore !

Non, nous ne sommes pas des êtres dégénérés, incapables de survivre à long terme sans la technique moderne.

Vous serez surpris, en allant vous promener dans les bois, d'observer à quel point vos sens fonctionnent bien ! Il y a, par exemple, des odeurs que nous sentons mieux que les chiens. Chemin faisant, nous découvrirons, sur les arbres, des phénomènes électriques qui font se dresser les poils des araignées. Et la nature possède une généreuse pharmacie, dont non seulement tous les animaux mais aussi vous-même pouvez vous servir. Quant au cocktail d'échanges chimiques qui vous enveloppe lors de votre promenade, il renforce votre circulation sanguine et votre système immunitaire.

Nombreux sont ceux qui ne remarquent plus tout cela. Cependant, ce n'est pas la faute de nos sens qui seraient atrophiés. Non, car nos sens sont parfaitement intacts, comme je vais vous le prouver, exemples à l'appui. L'explication se trouve plutôt dans une curieuse vision philosophique et scientifique, laquelle érige des barrières superflues entre nous et les créatures qui nous entourent : l'homme est ici, la nature, là ; ici, la raison est à l'œuvre, là opère un ingénieux système sans âme, presque mécanique.

Mais heureusement, nous commençons peu à peu à prendre conscience que nous faisons toujours partie de ce merveilleux système et que nous fonctionnons selon les mêmes règles que celles prévalant pour toutes les autres espèces. Or la protection de la nature n'opère que lorsque nous comprenons que nous en faisons partie, et qu'il s'agit avant tout de protéger notre espèce.

Au fait,
pourquoi la forêt est-elle verte ?

La nature suscite l'enthousiasme chez de plus en plus de gens : non contents de voir la forêt, ils désirent, tout comme moi, la ressentir intensément. Et de ce côté-là, nous avons, pensons-nous, beaucoup à envier aux animaux. Mais qu'en est-il au juste de nos propres sens ? De quoi sommes-nous encore capables après des siècles d'une civilisation qui nous prive au quotidien d'une nécessité, celle d'une attention alerte à l'égard de la nature ?

À en croire les nombreuses études comparées consacrées aux fantastiques capacités des animaux, notre espèce n'a pas grand-chose à offrir de plus que sa vive intelligence. En matière sensorielle, nous nous en tirons moins bien que presque n'importe quelle autre espèce, voire nous nous complaisons dans le rôle de perdants de l'évolution. Le lien entre la nature et l'homme, réduit à jalouser les capacités des animaux, semble irrévocablement rompu.

Or cette impression est complètement fausse : l'homme est parfaitement capable de faire jeu égal avec le monde animé qui l'entoure. Il n'y a pas si longtemps encore, nos ancêtres devaient se frayer un chemin à travers bois et repérer suffisamment tôt toute menace ou proie potentielle. Et comme notre constitution est toujours la même que la leur, nous pouvons tranquillement partir du principe que tous nos sens sont encore intacts. La seule chose qui nous manque peut-être, c'est un peu d'exercice, ce que nous pouvons corriger.

Intéressons-nous d'abord à nos yeux et à la question de savoir comment au juste nous faisons pour voir les arbres en couleurs.

Regarder la verdure des arbres a un effet relaxant et favorise même notre santé, c'est scientifiquement établi. Mais pourquoi les voyons-nous donc verts ? Car c'est là une faculté que n'ont pas la plupart des autres mammifères. En matière de couleurs, leur monde est fort limité, tel celui des très intelligents dauphins, qui ne voient qu'en noir et blanc, car leur rétine (comme celle de tous les cétacés, mais aussi des pinnipèdes) n'est dotée que d'un seul type de cône. Les cônes sont des cellules qui permettent de voir les couleurs. Mais pour distinguer deux couleurs, il faut au moins deux types de cônes différents. Or, paradoxalement, les dauphins et leurs semblables ne possèdent qu'un cône, celui du vert. Si cela leur suffit juste pour distinguer différents niveaux de clarté, ils ne peuvent absolument pas percevoir la composante bleue de la lumière, qui non seulement est abondamment présente dans l'eau de mer, mais qui y pénètre aussi très profondément.

Les créatures à quatre pattes qui nous entourent, tels les chiens et les chats, ou les animaux de la forêt, tels les chevreuils, les cerfs ou les sangliers, sont déjà bien mieux lotis que le dauphin. Chez eux, des cônes bleus se joignent aux verts, ce qui autorise tout de même un faible spectre de couleurs. Toutefois, le rouge, le jaune et le vert dans toutes leurs nuances se fondant en une seule couleur, c'est encore insuffisant pour voir le vert. Pour cela, il leur faudrait également des cônes sensibles au rouge – comme nous et de nombreuses espèces de singes en possédons. Le fait que la couleur verte soit apaisante et favorise le processus de guérison ne concerne donc pas la plupart des mammifères.

Mais pourquoi faut-il des cônes sensibles au vert et d'autres au rouge pour voir le vert ? Cela tient à la longueur d'onde de la lumière : les tons bleus sont à ondes courtes, les tons verts et rouges, à ondes longues. Chez la plupart des mammifères terrestres, les tons « à ondes longues » ne stimulent donc que les cônes du vert – que la lumière qui les touche soit verte, jaune ou rouge, les cônes du bleu n'étant quant à eux pas stimulés du tout. Un animal qui ne possède que des cônes pour le bleu ou le vert ne peut donc à proprement parler distinguer que le bleu du « non-bleu ». C'est seulement grâce à un type de cône supplémentaire, sensible à une autre zone de la lumière à ondes longues, qu'une forêt peut devenir verte. Or – ô merveille ! – notre rétine à nous, les hommes, possède ce type de cône[1]. Ce dernier est sensible à la lumière rouge, et c'est ainsi que nous pouvons clairement dire si les feuilles des arbres sont vertes, jaunes ou rouges. Si les petits points de LED présents dans vos écrans d'ordinateur ou de télévision sont composés de minuscules cellules bleues, vertes et rouges, ce n'est pas sans raison : elles permettent de représenter toutes les couleurs.

Être capable de voir les forêts en vert est donc une vraie particularité chez les mammifères. Mais pourquoi nous, les hommes, avons-nous développé cette faculté ? Certains chercheurs émettent l'hypothèse que cela a moins à voir avec le vert qu'avec le rouge. De nombreux fruits mûrs qui parsèment le feuillage des arbres et des buissons sont en effet de couleur rouge. Mais nous ne sommes pas les seuls à avoir jeté notre dévolu sur ces gourmandises : c'est aussi le cas de nombreuses espèces d'oiseaux, qui voient le rouge encore bien mieux que nous. Et les plantes se sont adaptées à ces préférences gustatives : les fruits que mangent les mammifères sont ainsi d'un rouge qui tend vers le vert, tandis que ceux qui servent de nourriture aux oiseaux sont d'un rouge intense[2].

Que nous puissions voir le rouge, nous pouvons donc le comprendre. Mais le vert, pourquoi le trouvons-nous si beau ? Et pourquoi, au fond, le remarquons-nous ? Vous trouvez cette question déconcertante ? Nos yeux possédant des cônes pour le vert, il paraît logique que nous le percevions de manière permanente et consciente en forêt. Or ce n'est pas si évident, comme nous le montre l'exemple du bleu : il se peut que nos ancêtres n'aient pas du tout remarqué cette couleur ou l'aient considérée comme insignifiante. Lazare Geiger, un linguiste allemand du XIXe siècle, a découvert que de nombreuses langues anciennes n'avaient aucun mot pour le bleu. Dans les textes d'Homère, le mystérieux poète grec qui a probablement vécu au VIIIe siècle avant Jésus-Christ, la mer était « couleur de vin » ; d'autres textes des siècles suivants définissaient le bleu comme une nuance de vert. Il a fallu attendre la conception et la commercialisation de colorants bleus pour que naisse la notion de « bleu ». Et, depuis lors, nous le percevons consciemment comme une couleur à part entière.

Ne voyons-nous donc certaines couleurs que parce qu'il y a une raison culturelle à cela ? Autrement dit : ne voyons-nous le bleu que parce qu'il existe un mot pour cette couleur ? Jules Davidoff, professeur de psychologie à l'université Goldsmiths à Londres, a publié à ce propos une étude impressionnante. Avec son équipe, il s'est rendu chez les Himba, une tribu namibienne qui n'a pas de mot pour désigner le bleu. Là-bas, il a montré aux participants douze carrés disposés en cercle sur un écran. Il y avait onze carrés verts et un carré très bleu, que les Himba ont eu bien des difficultés à discerner. Puis une contre-expérience a été réalisée, avec des participants de langue anglaise. Davidoff a également disposé en cercle douze carrés, excepté que, cette fois, les carrés étaient tous verts ; seul l'un d'eux présentait une légère nuance jaune, que je n'ai pas remarquée non plus. Les participants anglophones ont eu bien du mal à discerner le carré en question. Mais pas les Himba ! Car s'ils n'ont aucun mot pour le bleu, ils en ont nettement plus que nous pour le vert. Ils peuvent ainsi décrire des nuances même minimes, faculté qui leur a apparemment permis d'identifier tout de suite plus facilement le carré légèrement différent du test.

Dans l'espace linguistique européen se trouvent aussi des indices corroborant l'hypothèse que la vision des couleurs est étroitement liée à la culture. C'est ainsi que les personnes dont la langue maternelle est le russe discernent bien plus vite différents tons de bleu, car en russe on distingue plus nettement le bleu clair du bleu foncé que dans d'autres langues. Une équipe de chercheurs réunis autour du psychologue new-yorkais Jonathan Winawer s'est aperçue que leurs collègues russophones distinguaient mieux que les anglophones ces tons de bleu.

Je ne connais hélas ! que des études portant sur le bleu. Or pour moi, en tant que forestier, il est évidemment intéressant de découvrir ce qu'il en est de la couleur verte. Lorsque je regarde dans le jardin par la fenêtre de mon bureau, je vois toutes sortes de verts. Le vert-gris bleuâtre des lichens sur le vieux bouleau, le vert jaunâtre de l'herbe hivernale, le vert vif bleuté des aiguilles sur les branches des grands sapins de Douglas, le vert chaud gris jaunâtre des pellicules d'algues sur l'écorce des jeunes hêtres : pour moi, toutes ces teintes sont du vert.

J'observe bien des différences entre les diverses plantes et matières. Certaines teintes portent même un nom : vert sapin, vert tilleul ou vert mai. Mais, au quotidien, nous ne les utilisons guère, préférant parler vaguement de vert clair ou de vert foncé.

Cela dit, tout semble indiquer que nos ancêtres percevaient de très longue date toutes les nuances de vert et de rouge. Car si, comme nous l'avons vu, voir le rouge était important pour distinguer les fruits mûrs et nous nourrir, discerner toutes sortes de verts jusqu'au jaune l'était certainement aussi. Comment, sinon, nos ancêtres auraient-ils fait ? Le doré leur indiquait que les blés étaient mûrs, le vert tendre virant au vert fané, que les champs de légumes laborieusement cultivés étaient en train de dépérir, et le passage du vert au jaune ou au rouge leur signalait que les fruits étaient arrivés à maturité. La nécessité de discerner ces couleurs persiste en remontant le temps : quand un animal était blessé à la chasse, le chasseur ne pouvait suivre sa trace qu'en distinguant les gouttes de sang rouges dans l'herbe verte.

La capacité à distinguer le sang et à voir toutes les couleurs était d'ailleurs l'une des conditions pour être engagé comme forestier lorsque je me suis présenté – à une époque où cette activité allait encore forcément de pair avec celle de chasseur.

Le daltonisme, nous le savons aujourd'hui, est d'origine génétique, tout comme la vision du vert. Mais si, en fonction de la culture, même le bleu n'est pas aussitôt distingué malgré la présence dans notre œil de cônes sensibles à cette couleur, alors distinguer le vert ne me paraît pas évident non plus.

C'est l'écriture qui nous montre le mieux combien une perception sensorielle marquée par la culture change l'humain. Vous reconnaissez dans ces lettres des mots avec leur signification, mais face à des caractères japonais, ce sera probablement fort différent – à se demander comment ces signes peuvent produire des images mentales. Le sens du goût nous montre à peu près la même chose. Selon la culture, les aliments sont considérés comme répugnants ou savoureux ; il est d'ailleurs inutile de partir à l'autre bout du monde pour en faire l'expérience. C'est ainsi qu'en Suède le poisson fermenté, *surströmming*, est considéré comme un mets de choix. Pour ma part, son odeur me rappelle plutôt la crotte de chien fraîche, et la plupart des touristes ont la nausée dès l'ouverture de ces drôles de boîtes bombées sous l'effet de la fermentation.

Même si la vision consciente du vert n'est pas d'origine culturelle mais génétique, peut-on pour autant en tirer une conclusion universelle quant à son effet sur notre psychisme ? Le fait que le vert, et surtout la contemplation des arbres, nous influence intimement est bien étudié ; j'y reviendrai en détail. Mais se peut-il que cela ne tienne qu'à notre histoire culturelle ? Pour répondre à cette question, il faudrait des études comparées avec des Inuits, qui voient rarement du vert, ou encore des Touareg, dont le domicile saharien est dominé par des tons bruns. Mais, à l'heure qu'il est, je n'ai pas connaissance de telles études.

Si la question des couleurs est fort passionnante, celle de l'acuité visuelle est essentielle. Et en l'occurrence, la nature qui nous entoure joue un rôle aussi déterminant que la génétique, un peu d'exercice suffisant parfois à revigorer nos sens.

Souhaitez-vous éviter de porter des lunettes ou que votre vue ne se détériore ? Alors il existe un moyen, du moins s'il est question de myopie. Auparavant, je pensais qu'il s'agissait là d'une tendance congénitale et que l'humanité finirait par ne plus compter que des porteurs de lunettes. De nos jours, en effet, plus personne ne doit sa survie à sa capacité de repérer des lions à l'horizon pour se sauver à temps. À cet égard, une sélection dans le sens de l'évolution a pris fin faute de danger, et il existe des moyens permettant de compenser la plupart de nos limites.

Allons-nous donc tous porter des lunettes un jour ? Certainement pas, car la science sait aujourd'hui que notre œil ne fait que s'adapter à la distance visuelle plus faible – ce que nous devons aux livres et aux ordinateurs. Heureusement, ce processus est réversible ou peut tout au moins être retardé. Et il suffit pour ce faire de sortir dans la nature. Dès que le regard vagabonde, l'œil est entraîné à la vision de loin. Au contraire, se tenir souvent à un bureau, avec une faible luminosité et une distance de lecture courte, favorise l'augmentation constante de la myopie. C'est ce que donnent à entendre des études universitaires portant sur des enfants de l'Est asiatique. Sous l'effet de l'évolution fulgurante qui l'a conduite à la modernité, la société taïwanaise témoigne particulièrement bien de ce changement.

Là-bas, 80 % à 90 % des jeunes ayant terminé leur scolarité ont aujourd'hui besoin de lunettes, et 10 % à 20 % sont malvoyants. Ce qui a d'abord fait penser à des modifications génétiques est finalement, selon les chercheurs, à mettre sur le compte de la pression éducative accrue et du déficit en activités de plein air qui va de pair. Autrement dit : l'exigence de performances rend les adolescents casaniers et leur fait porter des lunettes.

À l'âge de 16 ans, je n'y ai pas échappé non plus, et ma correction était alors de –2,5 dioptries. Dès 3 mètres de distance, le monde était pour moi complètement flou. Mais il ne devait pas continuer à en être ainsi ! Au contraire de la plupart de mes compagnons d'infortune, mes valeurs n'ont cessé de s'améliorer jusqu'à se stabiliser au bout de quelques années à –1 dioptrie – soit juste au-dessus de la valeur à partir de laquelle les lunettes ne sont plus indispensables. Dès cette époque, j'attribuai cette modification logique selon moi à mon activité professionnelle. Mes journées incluaient beaucoup de temps passé en forêt, durant lequel il me fallait apprécier les fûts et les houppiers des peuplements à éclaircir – le tout de loin. Pendant mes loisirs également, j'étais beaucoup au-dehors, à réparer des clôtures ou à scier du bois.

La myopie n'est donc pas une adaptation liée à l'évolution mais une simple accommodation de l'œil aux courtes distances, sa modification permettant de lire. Or, au moins quand on est jeune, fréquenter la nature et regarder le ciel ou l'horizon peut atténuer voire empêcher ce phénomène.

Une autre forme d'exercice n'a rien à voir avec l'acuité visuelle. Avez-vous remarqué que les chiens repèrent les animaux sauvages bien avant nous ? Contrairement à ce que l'on suppose, cela tient rarement à l'odeur exhalée par les chevreuils et les sangliers, car cela supposerait que le vent la dirige précisément sur les chiens. Non, ce que nos compagnons à quatre pattes remarquent, et cela du coin de l'œil, ce sont plutôt les moindres de leurs mouvements. Maxi, notre épagneule de Münster, était même capable de les repérer par la fenêtre de notre voiture en marche.

J'ai moi-même inconsciemment développé cette capacité en travaillant. En principe, les animaux sauvages sont on ne peut mieux camouflés ; ce n'est pas sans raison que la robe, ou, pour être plus précis, la livrée des cerfs et des chevreuils est brune, comme le sol de la forêt. Mais lorsqu'ils bougent, je le remarque de loin, du coin de l'œil. Et je ne suis pas le seul à pouvoir le faire. En effet, nos yeux à tous possèdent une caractéristique étonnante, sachant que notre acuité visuelle est très mauvaise à la limite du champ de vision – la résolution y est si faible que nous n'y voyons plus rien net. Même différencier des cercles de carrés nous devient impossible, comme l'ont découvert Laura Fademrecht et son équipe de l'Institut Max-Planck de cybernétique biologique de Tübingen. Il n'y a là rien de sensationnel, à ceci près que cette même région de l'œil est bien plus performante quand il s'agit de distinguer des personnes. Les chercheurs s'en sont aperçus en plaçant dans le champ de vision des participants à leur étude des marionnettes qui leur faisaient, par exemple, un signe de la main. Or les participants ont non seulement distingué leurs silhouettes simplifiées, mais aussi immédiatement apprécié, en fonction de leurs gestes, si leurs intentions étaient agressives ou amicales. Du point de vue de l'évolution, il s'agit là d'un avantage majeur puisqu'il permet de savoir immédiatement dans quelle catégorie ranger quelqu'un qui s'approche. La vision périphérique est donc essentielle pour gouverner notre comportement au-dehors, dans la nature[3].

Et cette importante faculté, vous pouvez la tester vous-même là où vous êtes supposé être au plus loin de la nature, c'est-à-dire en ville. Vous êtes nombreux à vous y déplacer : de quoi exercer votre vision périphérique !

Que nos yeux soient encore très performants n'a rien d'étonnant en soi, même si l'œil rigoureux du scientifique nous révèle encore des surprises. Mais qu'en est-il de nos oreilles ? D'ordinaire, notre ouïe est considérée comme faiblement développée par rapport à celle d'autres représentants du règne animal, pour ne pas dire dégénérée. Mais en est-il vraiment ainsi ?

Aiguiser son ouïe dans la nature

ENTENDEZ-VOUS LE CHANT DU ROITELET HUPPÉ ? AVEC SON poids d'à peine 6 grammes, il compte parmi les plus petits oiseaux d'Europe, et son chant est si aigu qu'il convient à merveille pour tester votre audition. Son « si si si » ténu ressemble au sifflement qu'on perçoit parfois quelques petites secondes dans l'oreille. Avec l'âge, les fréquences les plus élevées se perdent, et peu à peu le monde des oiseaux se fait muet à nos oreilles.

Notre ouïe serait-elle donc atrophiée ? C'est ce qu'on pourrait penser lorsqu'on compare nos performances avec celles des animaux : certains sites Internet vont jusqu'à prétendre que les chiens entendent les fréquences supérieures jusqu'à cent millions de fois mieux que nous[4]. C'est évidemment très exagéré : à croire que nos oreilles ne fonctionnent pas du tout !

Venons-en aux faits : nous, les hommes, percevons des ondes sonores d'une fréquence de 20 à 20 000 hertz ; les chiens, eux, les perçoivent d'une fréquence de 15 à 50 000 hertz. Notre ouïe n'est donc pas tellement plus mauvaise – si ce n'est qu'au-delà de 20 000 hertz nous n'entendons plus rien, là où le monde est encore plein de bruits pour les chiens. Un unique élément surgissant dans leur champ de perception présente un intérêt pour eux, du seul fait de son volume sonore. Les chiens nous sont en l'occurrence supérieurs par la seule taille de leur pavillon d'oreille. Si vous placez vos mains en conque derrière vos oreilles, vous constaterez facilement la différence : cela change beaucoup et peut vous être très utile, y compris quand vous vous promènerez dans les bois. Car alors vous entendrez, même de loin, des oiseaux chanter tout bas ou encore un chevreuil se glisser à pas de velours entre les branches.

Autre mythe, l'affirmation selon laquelle les chiens et un certain nombre d'autres mammifères entendraient mieux que nous parce qu'ils peuvent orienter leurs oreilles en direction de la source sonore – ce dont nous sommes incapables. Il est certes juste que seuls 10 % à 20 % des gens peuvent faire bouger leurs oreilles[5]. Et qu'il s'agit là de mouvements rudimentaires, qui ne permettent pas de rabattre le pavillon vers l'avant. Cependant, de récentes études montrent que nous nous sommes trop arrêtés aux apparences. Car vous et moi pouvons fort bien orienter nos oreilles si besoin est, même si le processus est interne. Pour cela, il nous faudra utiliser nos yeux, comme l'a découvert Kurtis G. Gruters, neurologue à l'université Duke, en Caroline du Nord. Il a étudié seize sujets installés dans une pièce plongée dans la pénombre : ils pouvaient ainsi se concentrer sur des LED de couleur, qu'ils devaient suivre du regard. Or, étonnamment, ce ne sont pas leurs yeux qui bougeaient en premier mais leurs tympans, qui s'orientaient vers chaque point lumineux ; il ne fallait aux yeux que dix millisecondes pour suivre[6]. On pourrait donc dire que l'œil et l'oreille s'orientent de manière relativement synchrone vers un objet. Ce qui est essentiel, en l'occurrence, c'est moins le laps de temps observé que le fait que notre organe de l'audition s'oriente dans une direction précise, phénomène jusqu'alors complètement passé inaperçu. Et, plus surprenant encore, pour s'orienter, nos oreilles s'appuient non pas sur une source sonore mais sur l'objet vers lequel nos yeux s'appliquent à converger.

Les études de Gruters montrent très clairement que nous n'avons pas fini d'en apprendre sur nos capacités physiques, et surtout que même nos oreilles, supposées faibles et immobiles, peuvent nous réserver bien des surprises !

De même que pour vos yeux, vous pouvez exercer votre ouïe, les deux sens étant inséparables, comme nous venons de le voir. Il suffit pour cela de prêter l'oreille à la nature et de mettre son ouïe aux aguets. Pour ma part, j'aime le cri du pic noir. Pourquoi le pic noir ? Peut-être parce que je sais qu'il lui faut, pour creuser ses cavités, de vieux hêtres au tronc volumineux et qu'il se fait rare faute d'arbres appropriés. À moins que ce ne soit en raison de sa grande taille et de sa jolie calotte rouge vif ? Aujourd'hui encore, je jubile chaque fois que j'entends son joyeux « crucrucru ». Tout comme le « croa croa » du grand corbeau, considéré comme disparu dans l'Eifel jusqu'à la fin du XXe siècle, ou le cri unique des grues cendrées, qui sont à nouveau des milliers à passer au printemps et en automne au-dessus de notre maison forestière.

Comme ces cris comptent parmi mes bruits favoris, je continue à les entendre alors qu'ils se perdent dans l'ambiance sonore pour la plupart des gens. Le trompettement des grues pénètre ma conscience malgré le triple vitrage, l'isolation des murs et le bruit du téléviseur en marche le soir. Je bondis alors du canapé pour aller jouir dehors de son plein volume sonore.

Mieux percevoir les bruits de la nature ne devrait être un problème pour nul d'entre nous. Songez à d'autres bruits du quotidien que votre oreille a assimilés au fil du temps, telles la sonnerie de votre téléphone portable ou les notifications de ce dernier lorsque arrive un message. Je m'amuse toujours de voir mes compagnons de voyage tressaillir instinctivement dans les gares ou les trains quand retentit quelque part l'un de ces sons, si faible soit-il. Étant donné que la plupart des gens (moi compris) ne les ont pas personnalisés, tous les portables d'une même marque sonnent de la même façon.

Si vous exercez plutôt votre oreille aux bruits de la nature, de manière à y réagir inconsciemment, vous pourrez alors faire jeu égal, au moins d'un point de vue acoustique, avec nombre des animaux qui partagent notre terre.

L'intestin, prolongement du nez

Il semble que nous, les hommes, ne nous servions guère de notre nez lorsque nous sommes dehors, dans la nature. C'est du moins l'impression que j'ai quand je guide des visiteurs en forêt. Lorsque je leur demande quelle odeur se dégage sous les hêtres ou les chênes, il leur faut d'abord inspirer profondément. Jusqu'à ce moment-là, la plupart d'entre eux ne se sont fiés qu'à leurs yeux et sont incapables de décrire les odeurs de la forêt sans en avoir au préalable inspiré consciemment une bouffée.

Tout comme notre oreille, notre organe olfactif est ravalé à un bien bas niveau, comparé à celui des animaux, et particulièrement du chien. On attribue à ce dernier, dans ce domaine aussi, des capacités incroyables. Son potentiel olfactif est censé être environ un million de fois supérieur au nôtre[7]. Qui plus est, 10 % du cerveau du chien sont censés être dédiés à l'odorat, contre 1 % chez nous[8]. Soit dit en passant : notre cerveau étant dix fois plus gros que celui du chien, la conversion en pourcentage induit en erreur puisque, dans l'absolu, nous disposons pour sentir de la même masse cérébrale.

Compte tenu de ce genre d'affirmations, je ne suis pas surpris que bien des gens n'accordent à leur nez qu'un rôle secondaire. Or, comme toujours, la vérité se trouve à mi-chemin. Bien sûr, les chiens sentent beaucoup de choses mieux que nous grâce à leur flair ! Mais la vraie question est : de quelles odeurs s'agit-il ? C'est ce qu'a étudié Matthias Laska, professeur de zoologie à l'université suédoise de Lincopie. Pour ce faire, il a réalisé un test avec quinze odeurs et déterminé les valeurs seuil qu'un chien pouvait encore sentir. Puis il a fait la même chose avec des sujets humains, et ô surprise : pour ce qui est de cinq odeurs tout de même, ces derniers ont mieux réussi que nos amis à quatre pattes. Rétrospectivement, cela n'a rien d'étonnant quand on sait que les cinq odeurs en question étaient issues du règne végétal : il s'agissait, par exemple, d'odeurs de fruits[9]. Ces derniers intéressent naturellement peu les chiens, qui flairent ce qui est utile à leur survie. Or, pour un chien, quel est l'intérêt d'une pomme, d'une banane ou d'une mangue comparée à un chevreuil, un cerf ou un sanglier ?

Comprenons-nous bien : en dernière analyse, le chien a certes un bien meilleur nez que nous étant donné que l'odorat est beaucoup plus important dans son univers que dans le nôtre. Nous sommes déjà désavantagés par le fait de marcher debout : il ne nous est guère possible de suivre une trace le nez collé au sol. Mais ce n'est ni une obligation ni un besoin. Notre nez ne nous servira sans doute pas à poursuivre des proies, mais il nous aidera à trouver des fruits délicieux sur les branches ou encore un partenaire. Que vienne à passer le parfum de l'autre sexe sur nos trente millions de cellules olfactives, et cela peut faire tilt. Chez les femmes, par exemple, ce tilt est déclenché par l'odeur d'un homme au taux de testostérone particulièrement élevé. Un écart génétique important par rapport à notre propre ADN peut lui aussi attirer de potentiels partenaires – mais un parfum agréable peut avoir le même effet ! Nous pouvons donc dissimuler et rendre plus séduisante notre odeur corporelle non seulement pour le conscient mais aussi pour l'inconscient d'autrui[10].

Ce choix du partenaire « par le nez » est bien connu chez les mammifères, qui, eux aussi, utilisent du parfum. C'est ainsi que Vito, notre bouc, en changeait à la saison des amours. Il passait ses journées à s'asperger de son baume maison : sa propre urine. Ses pattes avant et sa gueule finissaient par en être tellement imprégnées qu'on le sentait à une centaine de mètres. Nos chèvres étaient sous le charme. Nous, un peu moins.

D'ailleurs, nous pouvons sentir autrement qu'avec le nez. Nos bronches, elles aussi, contiennent des récepteurs olfactifs et se dilatent en présence de certaines odeurs. Et même notre intestin grêle hume ce que nous mangeons. Des chercheurs de l'université Louis-et-Maximilien de Munich ont découvert que des récepteurs au thymol et à l'eugénol – les substances aromatiques du thym et du clou de girofle – se trouvaient dans notre muqueuse intestinale. En réaction à ces substances, l'intestin sécrète des transmetteurs et bouge différemment. Si cette découverte présente tellement d'intérêt, c'est parce que la nature ne nous expose qu'à un nombre limité d'arômes. Or, actuellement, nous sommes submergés de substances artificielles contenues dans les parfums, les bougies parfumées et les produits ménagers chimiques, lesquelles peuvent nuire à notre bien-être et déclencher des douleurs abdominales.

Si certaines personnes ne sentent pas grand-chose, voire rien du tout, en forêt, ce n'est pas toujours faute d'attention ;

la perte partielle, voire totale, de l'odorat peut aussi être en cause. Le phénomène n'est pas si rare, comme l'a raconté sur les ondes bavaroises le docteur Sven Becker, chercheur invité à la clinique ORL de l'université de Munich. Selon ses estimations, 20 % de la population allemande ont déjà un odorat diminué, et 3 % à 5 % l'ont déjà complètement perdu[11].

Même lorsqu'il fonctionne bien, notre nez n'aura jamais la même importance que nos yeux ou nos oreilles pour saisir le monde qui nous entoure – ces derniers organes nous étant bien plus utiles pour communiquer ! Notre nez ne doit pas être sous-estimé pour autant. Nous nous en servons bien trop peu dans la nature mais vous pouvez faire en sorte que cela change !

La nature n'a pas toujours bon goût

IL Y A QUELQUE TEMPS, J'AI APPORTÉ QUELQUE CHOSE À goûter aux invités du talk-show auquel je participais : des rameaux d'épicéa et de sapin de Douglas. L'épicéa, l'arbre le plus répandu d'Allemagne, est relativement connu ; le sapin de Douglas, un peu moins. Il s'agit d'un résineux nord-américain de la côte ouest, où sa longévité fait de lui un impressionnant géant. Chez nous, il est de plus en plus cultivé ces dernières décennies, mais ce n'était pas là le sujet de l'émission. J'avais choisi des rameaux de sapin de Douglas en raison de leur saveur d'écorce d'orange confite – à mon goût du moins. Deux des invités ont mordu dedans en toute confiance avant de tordre aussitôt la bouche de dégoût : ils n'ont pas aimé du tout ! Ils sont en cela semblables à la majeure partie de la population. Les notes gustatives de la forêt sont surtout acides et amères dans toutes les nuances possibles. Ce qui flatte notre palais, à savoir des baies et des noix mûres, est généralement une denrée rare, disponible quelques semaines par an au plus. Au printemps, les pousses et feuilles fraîches sont acides, puis mi-acides mi-amères et coriaces. Le cambium, la couche claire située sous l'écorce, qui se détache avec un couteau de poche, est quant à lui très nourrissant. Il contient du sucre entre autres glucides, et il a un petit goût de carotte, mais est plutôt amer – ce qui vaut presque sans exception pour tout ce qui se mange en forêt.

Je suis à peu près certain que la plupart des repas de nos lointains ancêtres avaient un tout autre goût que les nôtres. Car nos mets et nos boissons ont évolué, comme le monde animé qui nous entoure. Les magasins finissent par ne plus proposer que ce que les clients préfèrent. Les fabricants essaient donc d'adapter leurs produits pour qu'ils stimulent le plus possible notre goût. Leurs méthodes, toujours plus perfectionnées, font de plus en plus mouche. C'est l'une des raisons pour lesquelles il nous est si difficile de résister à certains aliments. Du sucre, du sel, du gras, le tout enrichi d'exhausteurs de goût, et voilà notre corps plus nourri qu'il n'en a besoin. Nous en oublions de plus en plus la saveur des aliments naturels non traités. Sans parler des fruits et des légumes qui, eux aussi, ont déjà été modifiés par la culture dans le même sens : toujours plus doux, toujours moins amers. Par rapport à la richesse gustative que nous offre la nature, nous mangeons plus ou moins toujours la même chose. Ne se détachent du lot et n'échappent à la conformité que quelques aliments, tels le café ou les légumes marinés au vinaigre, qui peuvent être particulièrement amers ou aigres.

Mais heureusement, un palais n'est jamais définitivement gâté, pas plus que vous ne pouvez émousser les papilles de votre langue. Une seule d'entre elles est pourvue de cent bourgeons gustatifs contenant chacun cent cellules sensorielles. Ces cellules ne durent guère longtemps : elles sont remplacées tous les dix jours[12]. Ainsi, en cas de dommage – provoqué par la brûlure d'une boisson chaude, par exemple –, notre langue se régénère relativement vite.

Pour environ cent papilles, nous possédons donc dix mille bourgeons gustatifs. Si cela vous paraît beaucoup, observez plutôt la langue d'un cheval : elle est pourvue d'environ trente-cinq mille de ces bourgeons[13]. Pourquoi les chevaux en ont-ils besoin d'autant ? Dans une prairie poussent des centaines de variétés d'herbes, dont certaines sont toxiques. Qui plus est, les chevaux – que leur immense tête allongée handicape – ne voient pas très bien ce qui se trouve juste devant leurs lèvres. Or qui ne voit rien en mangeant doit se fier à sa langue ! Mais pour cela, il faut d'abord que l'herbe en question arrive jusque dans la bouche, puis en ressorte bien vite si ce n'est pas la bonne. Les chevaux maîtrisent cet exercice à la perfection, et c'est toujours avec étonnement que nous regardons faire nos deux juments. Si une petite herbe n'est pas à leur goût, elles la font élégamment glisser au bord de leur cavité buccale, tout en mâchant, avant que leurs lèvres ne l'évacuent.

À propos de la langue : ce n'est pas le seul organe qui vous permet d'exercer votre goût. Commençons par revenir au nez. À ce jour, quelque huit mille substances volatiles contenues dans les aliments sont connues. Étonnamment, lorsque vous mangez, vous les sentez surtout quand vous expirez, et vos impressions gustatives reposent aux trois quarts sur des perceptions nasales. Le rhume vous l'a peut-être déjà appris : ce que l'on mange est vite fade, et tout plaisir disparaît.

La prochaine fois que vous vous promènerez en forêt, il sera donc intéressant pour vous non seulement d'apprendre à distinguer les essences grâce à la forme de leurs aiguilles et de leurs feuilles mais aussi de mordre dans un rameau d'épicéa pour découvrir quels goûts et senteurs se cachent dans ses aiguilles.

Mais, comme vous le savez déjà, notre recherche de capteurs gustatifs ne s'arrête pas à la cavité buccale. Rendons-nous maintenant là où les aliments terminent leur voyage, c'est-à-dire dans l'intestin. De même qu'il est sensible aux odeurs, il est capable de percevoir le goût puisqu'il possède des récepteurs semblables à ceux que l'on trouve dans le nez, qui se laissent d'ailleurs moins facilement piéger par les édulcorants que notre palais. Normalement, le sucre détecté par l'intestin grêle provoque la sécrétion d'hormones qui nous signalent que nous sommes repus. Mais en présence d'édulcorants, ce signal s'affaiblit, si bien que notre corps réclame plus de nourriture. Rien que pour cette raison, les produits allégés avec ersatz de sucre ne sont pas particulièrement efficaces pour perdre du poids[14].

Notre nez et notre palais ne sont donc pas les seuls à être sursollicités par les cosmétiques modernes, les produits de lavage ou les bougies parfumées : notre intestin l'est aussi[15]. Mais attendez, comment est-ce possible ?... Qui mange des cosmétiques, de la lessive et des bougies ? Personne ! En fait, nous n'avons pas besoin d'en manger, car tous ces produits se retrouvent dans notre intestin et même dans chaque recoin de notre corps par l'intermédiaire de la peau et des voies respiratoires. Dans les aliments au goût trafiqué, c'est une véritable armada qui attaque nos récepteurs. Selon les données fournies par l'institut fédéral chargé d'évaluer les risques, deux mille sept cents arômes (majoritairement artificiels) sont utilisés dans la production alimentaire. Cela peut paraître peu comparé au nombre de ceux que l'on trouve dans la nature, puisque environ dix mille ont été découverts à ce jour. Mais ce chiffre en lui-même est trompeur, car au quotidien, seule une petite quantité d'arômes devrait parvenir jusqu'à nos sens. Avant la mondialisation du commerce du moins, nous ne goûtions pas à tous les fruits du monde mais seulement à ceux de l'espace qui nous avait vus naître.

Notre intestin est donc submergé par un nombre incroyable d'arômes qu'il ne connaît pas, ce qui peut parfois le détraquer et déclencher toutes sortes de maux – la perception de ces arômes provoquant en lui, comme nous l'avons vu, la sécrétion de certaines substances et la modification de ses mouvements. Mais quel est le rapport avec la forêt ? C'est que nous sommes conçus pour cet écosystème aux goûts et aux odeurs propres qui nous conviennent au mieux. Les additifs artificiels, en revanche, surmènent inutilement notre corps. Soulager de temps en temps votre nez, votre palais et votre intestin en allant passer un bon moment en forêt ne peut donc que vous faire du bien. Car tout ce qui y afflue jusqu'à nos sens est exactement ce pour quoi notre corps a été conçu. Et si vous emportez pour votre casse-croûte des aliments naturels, peu transformés et sans additifs, alors vous profiterez encore davantage de ce bain de forêt !

Toucher pour mieux penser

JE VIENS D'APPRÉCIER À LEUR JUSTE VALEUR QUATRE DES cinq sens classiques. Le cinquième, qui reste à venir, est en réalité le plus important : c'est le toucher. Quand on s'intéresse à lui, ce sont d'abord les doigts qui viennent à l'esprit. Il existe à cet égard un très joli jeu à faire en forêt, qui vous permettra d'éprouver physiquement l'importance du toucher. Ce jeu convient autant aux adultes qu'aux enfants. On commence par bander les yeux de quelqu'un, qui est ensuite conduit par une autre personne à travers bois. Celui qui se laisse guider doit faire preuve d'une vraie confiance, comme vous aurez tôt fait de vous en apercevoir – puisque l'on redoute à chaque instant de se cogner la tête contre un tronc rugueux. Le but de cette petite marche est de conduire la personne aux yeux bandés jusqu'à un arbre choisi au hasard qu'elle devra toucher. Cette palpation doit être minutieuse. Les capitons de mousse à la naissance des racines, la structure de l'écorce, les branchettes, le diamètre du tronc : tout cela a son importance. Puis on fait reculer la personne aux yeux bandés, on la fait tourner sur elle-même pour qu'elle soit désorientée et on lui retire son bandeau. C'est là que le jeu devient passionnant : va-t-elle retrouver le bon arbre maintenant qu'elle voit ? La plupart du temps, cela marche étonnamment bien, et cette évidence s'impose bientôt : nos mains traduisent en images ce que nous touchons !

L'existence d'un rapport direct entre le toucher et les images ou plutôt nos yeux a été scientifiquement étudiée par une équipe internationale en 2014. Chaque fois que les doigts des participants au test touchaient quelque chose, leurs yeux arrêtaient de bouger quelques fractions de seconde. Même si l'on ne perçoit pas consciemment ces laps de temps, ils sont apparemment suffisants pour que le cerveau se concentre mieux et traite ce qui est palpé.

Pour pratiquer le toucher, notre corps dispose d'une multitude de cellules sensorielles. Jusqu'à six cents millions d'entre elles se cachent dans notre peau, mais aussi dans nos muscles, nos tendons et nos articulations[16]. En plus de nous être indispensables pour délimiter notre corps, elles nous aident à nous concentrer mentalement. Martin Grunwald, qui dirige le laboratoire de recherche haptique de Leipzig, déplore par conséquent que le toucher soit encore bien trop peu considéré en psychologie[17]. Afin d'y remédier, il a observé ce qu'il se passe lorsque nous touchons machinalement notre visage, ce que nous faisons tous – y compris peut-être vous-même en ce moment, alors que vous lisez ce livre. Ces gestes ne nous servent pas à communiquer – le plus souvent, nous n'en avons pas conscience. Pour autant, ils ne sont nullement inutiles, comme l'a découvert Grunwald. Il a mesuré l'activité cérébrale de sujets qui essayaient, cinq minutes durant, de mémoriser des stimuli haptiques. Pendant ce temps-là, on faisait intervenir des bruits désagréables qui les perturbaient. Alors, le taux d'autocontact augmentait de façon spectaculaire.

Chaque fois que leur cerveau perdait le rythme à cause des bruits, menaçant de ne plus rien noter, le fait de se toucher le visage permettait aux ondes cérébrales des participants de retrouver le bon rythme. Autrement dit : ces gestes ont redonné un ancrage à leur cerveau[18].

Voir, toucher, apprendre : c'est là un triple accord dont le rythme peut facilement se perdre dans notre monde moderne. Car plus nos smartphones et la télévision nous fournissent d'informations, moins nous utilisons le toucher. Quelles conséquences cela aura-t-il à long terme ? Si nous ne pouvons encore l'évaluer, s'opposer dès à présent à cette tendance ne peut sûrement pas faire de mal. Et, pour une fois, ce n'est pas une promenade en forêt que j'ai en tête… du moins pas une promenade normale. Lors de votre prochaine sortie, touchez simplement différentes choses. Cette plume, là, au bord du chemin, n'attend que d'être ramassée. Cette pierre glissante, sillonnée d'algues, procure, elle aussi, d'inhabituelles impressions tactiles. Et si vous voulez nettoyer vos mains souillées, prenez donc un coussinet de mousse : il les nettoiera parfaitement, surtout s'il est un peu humide… et vous aurez à votre actif une expérience tactile de plus !

Entraîner son sixième sens

EN DEHORS DES CINQ SENS CONNUS QUE SONT LA VUE, L'OUÏE, l'odorat, le goût et le toucher, les scientifiques distinguent d'autres facultés sensorielles, telle la capacité de certains animaux à sentir les champs électriques ou à pressentir les éruptions volcaniques. Lors du tsunami de 2004 qui a touché le Sud-Est asiatique, on a observé, par exemple, des buffles se ruant, paniqués, à l'intérieur des terres, ce qui a permis à la population locale, incitée à trouver refuge en hauteur, d'échapper aux flots mortels[19].

Mais je trouve plus passionnant encore le fait que nous, les humains, possédions de telles facultés. Car elles renforcent notre contact avec la nature… même si cela peut parfois être très douloureux. La météorosensibilité est un phénomène de cet ordre-là. Lorsqu'une forte dépression succède à un anticyclone, il m'arrive d'avoir mal à la tête et aux gencives. C'est très désagréable, mais cela passe heureusement au bout de quelques heures. Cette météorosensibilité, je la partage avec 50 % de la population. En faites-vous partie ? Dans ce cas, le fait que de nombreux scientifiques restent sceptiques à cet égard ne vous est pas d'une grande utilité, car les symptômes ne disparaissent as pour autant. En revanche, aucun chercheur ne réfute l'influence de la météo, ce qui est une banalité : s'il se met à faire plus froid, votre corps doit produire plus de chaleur pour maintenir sa température à 37 degrés ; s'il se met à faire chaud, le refroidissement correspondant est assuré par la sueur. Le tout s'accompagne d'une hausse ou d'une baisse de la pression sanguine, tandis que les vaisseaux se rétractent puis se dilatent – ce qui en soi peut déjà provoquer des troubles de la sensibilité dans les organes et les membres. Cette explication ne me suffit pourtant pas, car la météorosensibilité se manifeste aussi chez moi quand je reste toute la journée à la maison, que la température reste donc constante et que mon corps n'a pas à s'adapter. La seule chose qui change ces jours-là, c'est la pression atmosphérique : si elle diminue en plein air, elle le fait dans les mêmes proportions à l'intérieur, la maison n'étant pas hermétiquement isolée. Cependant, ces expériences que vivent des millions de gens ne sont pas encore scientifiquement élucidées. Pour le moment.

Reste à savoir si cette définition du sixième sens est suffisante ou si notre corps n'a pas bien d'autres perceptions à nous offrir. La proprioception, par exemple : nous en serions alors à sept sens. En avez-vous déjà entendu parler ? Si non, cela n'a rien de surprenant, car on n'en parle pas souvent, même s'il s'agit là de l'une des perceptions les plus importantes. Aucun organe en particulier ne lui est affecté, et pourtant vous sentez qu'elle existe. En ce moment même. Elle vous indique où sont les frontières de votre corps, si vous êtes assis en équilibre, si le canapé est confortable et si le livre entre vos mains est lourd. Il s'agit en fin de compte de l'interaction de nombreux organes et cellules nerveuses, jusqu'au cerveau qui analyse et évalue l'ensemble de ces informations. Pour autant, la proprioception ne suppose pas un organisme pourvu d'un important système nerveux central ; non, car elle s'observe même chez les végétaux ! Oui, même eux parviennent à sentir la pesanteur et à maintenir en équilibre des troncs de plusieurs tonnes. Dès qu'un hêtre, par exemple, s'aperçoit que son houppier n'est plus d'aplomb, un bois de compression spécial se forme alors du côté concerné, empêchant que l'inclinaison ne s'accentue. Un bois de tension se forme de l'autre côté et s'oppose lui aussi, telles les cordes tendues d'une tente, à toute inclinaison supplémentaire.

Chez nous, c'est le sens de l'équilibre qui, participant à la proprioception, nous permet de ne pas tomber, y compris quand nous avons les yeux fermés. Inversement, des personnes privées de proprioception, en raison d'une affection du système nerveux, par exemple, ne peuvent se maintenir en équilibre, bien que leurs yeux ne soient pas touchés.

Mais revenons à notre sujet. Traditionnellement, on entend par « sixième sens » quelque chose de presque surnaturel ou, du moins, que les méthodes scientifiques actuelles ne peuvent complètement expliquer. La météorosensibilité, déjà évoquée, en fait partie, mais il y a plus encore, comme la faculté de prévoir un danger imminent. Habituellement qualifiée d'ésotérique, celle-ci a néanmoins intéressé des chercheurs de l'université Washington de Saint-Louis, qui ont cherché à savoir s'il y avait du vrai là-dedans. Il s'agit du sentiment soudain et indéfini selon lequel quelque chose ne tourne pas rond. Le corps se met en alerte et, dans le meilleur des cas, la personne perçoit consciemment la menace et parvient à se mettre à l'abri. Mais il peut également s'agir de quelque chose de plus banal, tel le sentiment que l'on vous regarde fixement par-derrière – et quand vous vous retournez, vous constatez que quelqu'un vous observe bel et bien. D'où vient ce sentiment indéfini ? Telle est la question.

Afin d'éclaircir ce mystère, les chercheurs ont imaginé un test. Les participants ont été installés devant un écran, sur lequel sont apparus des traits bleus ou blancs. Ces traits se sont ensuite transformés en flèches, et en fonction de la direction indiquée, il fallait appuyer sur un bouton ou sur un autre. Il arrivait que la flèche change de direction quelques fractions de seconde avant que les participants n'appuient sur l'un des deux boutons, soit trop tard pour se raviser. Ces derniers n'avaient conscience d'aucun modèle, et il fallait qu'il en soit ainsi. Pourtant, la couleur initiale du trait qui apparaissait était déterminante quant à l'imminence d'un changement de direction rapide – et l'inconscient des participants s'en est visiblement aperçu. Si bien qu'après une série de tests certains d'entre eux ont inconsciemment pu prédire dans quelle direction pointerait la flèche.

Pendant ce temps-là, leurs ondes cérébrales ont été mesurées, et une région s'est révélée particulièrement active : le cortex cingulaire antérieur ou CCA. Bien que cette zone de notre cerveau ne soit pas encore bien étudiée, il s'avère, y compris grâce aux résultats de l'étude citée, que de subtils indices inconscients issus de l'environnement y sont conscientisés et associés à des émotions[20].

Notre sixième sens se trouve donc derrière notre front, où il traite avec application toutes sortes d'informations. Pendant que vous lisez ces lignes, votre cerveau note la température de la pièce, les bruits alentour et les odeurs. Vous ne vous en rendez pas compte parce que cela ne ferait que vous distraire de votre lecture. Mais dès que la région du CCA déduit de ce cocktail d'impressions sensorielles qu'il vous faut agir immédiatement, votre attention est alors détournée de ce que vous êtes en train de faire par un sentiment de malaise. Votre sixième sens atteint votre conscience, et généralement vous ne pouvez vous expliquer pourquoi vous réagissez : vous n'avez pas perçu consciemment les signaux issus de l'environnement et ne les percevez souvent pas plus par la suite.

Le sixième sens peut donc être considéré comme physiquement présent au sens littéral du terme, et il reste parfaitement intact y compris dans la nature. Il importe juste de le faire travailler, là aussi. Le CCA ne peut accomplir de miracle : il ne peut évaluer que ce qu'il connaît. Quel bruit dans les bois, quelle force du vent, quelle structure du sol révèle un danger ? Seule la force de l'expérience et de l'habitude permet à notre cerveau de l'apprendre.

Et cette habitude, vous vous en doutez déjà, vous ne pouvez l'acquérir qu'en sillonnant le plus possible la forêt. Or quand ils s'y promènent seuls, beaucoup de gens prennent peur. N'est-il pas dangereux de s'aventurer seul dans les bois ?

Le sanglier, grand requin blanc des forêts

AVEZ-VOUS VU *LES DENTS DE LA MER* ? POUR MA PART, J'AI malheureusement vu ce film plus d'une fois, et cela fait des années que je le regrette, car je ne peux plus nager en mer sans que mon plaisir soit gâché. Je sais bien que les requins ne représentent guère de danger : pour sept cent trente-huit millions d'observations le long des plages, seule une attaque se produit[21]. Et même si cette espèce est de plus en plus menacée, la peur m'accompagne toujours quand je nage. Si beaucoup de gens sont dans l'eau en même temps que moi, cela va à peu près, mais seul, je ne m'aventure pas au-delà d'un mètre de profondeur. Ma raison peut me rappeler les faits autant qu'elle le veut, mes émotions refusent de m'obéir.

Ce que *Les Dents de la mer* ont fait de notre rapport aux grands prédateurs marins, les lobbyistes et les institutions alarmistes le font quotidiennement en répétant de subtils messages sur toutes sortes d'autres espèces. Par quoi vais-je commencer ? Prenons par exemple le ténia du renard. On nous dissuade régulièrement de manger les baies ramassées au-dessous de la hauteur du genou juste après leur cueillette : elles pourraient être contaminées par les œufs extrêmement fins du ténia. Or ce danger supposé n'existe pas sous cette forme. Un renard infesté par le ténia élimine les œufs en faisant ses besoins. Si une souris absorbe ces œufs, des vésicules contenant des larves se développent alors dans les organes internes du rongeur. Celui-ci s'en trouve ralenti, si bien qu'il est particulièrement facile pour le renard de l'attraper. Il mange la souris, les larves sont libérées dans son système digestif… et le cercle se referme. Si l'homme prend la place de la souris, autrement dit avale des œufs, il tombe malade et doit être soigné. Mais qui mange des crottes de renard ou caresse des renards crottés ?

La principale source d'infection ne se trouve pas du tout là : c'est chez vous qu'il faut la chercher. Les animaux domestiques, comme les chats et les chiens qui attrapent des souris et ne sont pas traités au vermifuge régulièrement, peuvent transmettre des œufs à leurs maîtres par l'intermédiaire de leur pelage. Par conséquent, si vous ne craignez absolument rien à savourer des fraises des bois dans la nature, vos propres animaux, en fonction des soins qui leur sont apportés, ne sont pas forcément inoffensifs.

Les sangliers sont un autre sujet. Ils sont en principe parfaitement pacifiques et ne deviennent dangereux que dans deux situations : lorsqu'ils se perdent en centre-ville et que, pris de panique, ils renversent tout sur leur passage, y compris les passants ; et quand on leur tire dessus et qu'ils sont gravement blessés. Si, dans ce dernier cas, les chasseurs poursuivent leur proie pour la tuer, la bête condamnée, acculée, peut tenter une dernière attaque.

Ces deux situations ne concernent pas les promeneurs en forêt. Mais la fable de la laie et de ses petits circule toujours. En cas de rencontre avec cette petite famille, le danger est censé venir de la mère, qui peut charger. Quelle sottise ! Car, pour commencer, les sangliers sont craintifs et se sauvent bien avant que vous ne les voyiez. Et là où ils sont devenus moins farouches, c'est-à-dire dans et autour des grandes villes, il ne se passe rien non plus en pareille situation. Pour autant, dans les bois, le danger semble guetter derrière chaque buisson, surtout quand on se promène seul. Or il ne guette que dans notre imagination.

Des parallèles frappants existent entre les peurs et les allergies. Ces dernières surviennent parce que nous avons éliminé la plupart des dangers concernant notre système immunitaire. Les médicaments tels que les antibiotiques et surtout l'hygiène extrême empêchent, dans nombre de cas, notre corps d'avoir à combattre d'anodins virus, bactéries ou vers (ou plutôt leurs structures protéiques). Or notre système immunitaire doit en permanence rester sur le qui-vive. Et comme il n'a souvent rien à faire, il se met à s'occuper d'autres corps étrangers. Les pollens d'herbes ou d'arbres – en grande partie composés eux aussi de protéines – provoquent alors de violentes poussées allergiques. La concentration dans l'air du pollen de bouleau, une essence au potentiel allergique particulièrement élevé, ne cesse de croître au fil des ans. Ce n'est pas uniquement dû au fait que l'on continue à en planter dans les villes malgré les mises en garde des médecins spécialistes ; non, la grande facilité avec laquelle le bouleau se répand est aussi en cause. Il s'agit d'une essence pionnière, c'est-à-dire qu'elle compte parmi les premières à s'établir sur une friche. Or des friches, il n'en manque pas. Il peut s'agir de remblais de chemin de fer, de périphéries de zones industrielles, d'îlots au niveau des échangeurs autoroutiers, mais aussi de maisons en ruine, sur les toits desquelles le bouleau vivote malgré le manque de terre. Et c'est sans compter le vent, qui répand les poussières de pollen sur des kilomètres…

La distance sur laquelle le vent peut emporter les pollens est bien documentée grâce à une plante : l'ambroisie. Extrêmement allergisante, elle fut introduite depuis l'Amérique du Nord dès le XIXe siècle et pousse souvent dans les champs de tournesol. En achetant à manger aux oiseaux, veillez donc à ce qu'il soit spécifiquement mentionné sur le paquet qu'il ne contient pas d'ambroisie. Sinon, les graines de tournesol n'auront pas été passées au crible et, au printemps suivant, la plante, également appelée « fausse moutarde », se mettra à pousser autour de votre mangeoire. Elle est présente sur d'assez grandes surfaces en Hongrie, par exemple, d'où de grandes quantités de pollen sont emportées par vent favorable y compris jusqu'en Allemagne, ce qui motive des alertes préventives.

Les pollens d'arbres peuvent voler tout aussi loin. Les années où les essences sont particulièrement nombreuses à fleurir, leurs poussières s'échappent à tel point des forêts que le paysage semble embrumé. Un lointain voyage sur l'aile du vent empêche tout croisement entre arbres apparentés. Il est donc parfaitement normal que l'air printanier contienne des pollens, tandis que les allergies qu'ils provoquent sont plutôt une nouveauté. Notre corps se retourne-t-il donc progressivement contre l'espace naturel d'où il vient, faute d'avoir à faire face à d'autres dangers ?

Et que se passe-t-il dans notre tête ? On y observe en effet un phénomène qui rappelle l'allergie.

Depuis la nuit des temps jusqu'au cours du XIXe siècle, se promener en forêt pouvait effectivement s'avérer dangereux. Mais moins à cause des prédateurs que de nos congénères humains. Les bandits de grand chemin y étaient à l'affût, rapporte-t-on, jusque dans les années 1870 chez moi, dans l'Eifel. Ils attaquaient les chariots bâchés chargés de victuailles que la riche ville de Cologne envoyait aux populations rurales affamées.

Bien entendu, il y avait aussi des loups, qui menaçaient surtout le bétail et représentaient pour cette raison un danger mortel immédiat : qui aurait survécu sans pourvoyeuses de lait ni animaux de trait ? Même alors, on ne rapportait guère d'attaques directes visant des hommes. Cependant, elles se sont ancrées sous forme de contes dans les esprits.

Qu'en est-il aujourd'hui ? Les forêts sont devenues des lieux extrêmement sûrs. Les bandits ont disparu, et les attaques d'animaux (hormis les chiens domestiques ou les vaches isolées lorsqu'on traverse un pré) sont presque inimaginables. Les serpents venimeux sont rares, de même que les insectes du même genre. De quoi devrait-on donc avoir peur ? Pourtant, nombreux sont ceux qui tremblent quand ils traversent seuls la forêt. Essayez une fois, pour voir. Et si vous n'avez pas peur de jour, que diriez-vous d'une promenade nocturne ? Dans l'obscurité, nos instincts nous assaillent sans la moindre pitié, et toute tentative de la raison pour invoquer le caractère anodin de la situation est anéantie. Je l'avoue : une petite peur remonte parfois légèrement en moi aussi, mais ma longue expérience l'empêche heureusement de m'envahir.

Faites donc comme lors d'une désensibilisation aux allergies : des promenades nocturnes en forêt, faiblement dosées du fait de leur courte durée, dissipent les peurs et aiguisent tous nos sens, sous-sollicités pendant la journée.

Nous sommes meilleurs que nous le croyons

IL M'IMPORTAIT, DANS LES PAGES QUI PRÉCÈDENT, DE montrer que nos capacités perceptives ne sont en aucun cas dégradées. Nos facultés sensorielles ne sont en rien inférieures à celles de nombreux animaux, elles sont simplement adaptées à nos propres besoins – comme c'est le cas pour toutes les espèces. De ce point de vue, nous sommes une espèce animale tout à fait normale. Alors, pourquoi nous rabaisser ? Pourquoi nous comparons-nous toujours à des espèces plus douées que nous plutôt qu'à celles sur lesquelles nous avons un avantage ?

Je pense que, au plus profond d'eux-mêmes, beaucoup d'amoureux de la nature souhaitent ne pas être les maîtres de cette planète. Les nouvelles quotidiennes sur la destruction de l'environnement, les annonces apocalyptiques sur le changement climatique nous font paraître si brutalement supérieurs à toute autre créature que le lien, le point commun avec l'ensemble des habitants de notre écosystème, ne peut être que brisé. Cela nous fait mal, et pas seulement à cause des répercussions sur la nature.

Si la rupture était vraiment consommée, alors nous serions la seule espèce raisonnable à vivre sur une planète peuplée de créatures stupides et sans défense. Les créatures qui nous entourent au quotidien – chiens et chats, oiseaux et écureuils, papillons et mouches – seraient toutes moins intelligentes et ainsi condamnées à être écrasées, voire exterminées, par nous. Cette seule impression fait naître en nous un sentiment d'exclusion.

Bien entendu, il existe des espèces qui se sont spécialisées dans certaines perceptions. Les rapaces, par exemple, ont des yeux qui leur permettent de distinguer les détails jusqu'à quatre fois mieux que nous. Ils peuvent ainsi repérer une souris à plus d'un kilomètre d'altitude. Certaines espèces, telles que les vautours ou les faucons, possèdent même des sortes de jumelles intégrées qui peuvent agrandir une partie de leur champ visuel, leur permettant ainsi de voir encore mieux de loin[22].

Les requins, pour leur part, ont un odorat incroyable. Ils peuvent sentir le sang de poisson jusqu'à une dilution d'un pour dix milliards. Soit dit en passant : cela ne marche pas avec du sang humain, n'en déplaise aux alarmistes. Nous ne faisons pas partie des proies qu'ils chassent et nous leur sommes, dans la plupart des cas, parfaitement indifférents.

Des performances particulières s'observent finalement chez toutes les espèces. Chacune d'elles possède exactement les facultés dont elle a besoin pour survivre dans sa niche écologique. Le chien, pour revenir à notre comparaison initiale, a besoin du bon nez dont l'a pourvu son ancêtre le loup afin de dépister ses proies. Les capacités de ses yeux et de sa langue n'ont pas à être aussi pointues dans son monde que dans le nôtre, à l'inverse de celles de ses oreilles. Le chien est parfaitement adapté à son milieu, comme nous au nôtre. C'est aussi la raison pour laquelle la comparaison n'a pas lieu d'être, puisque, ainsi considéré, nul n'est meilleur ou moins bon que l'autre.

Nos sens fonctionnent toujours à la perfection, comme chez nos lointains ancêtres, et nous permettent ainsi d'être attentifs à notre environnement. Or cet environnement n'est pas initialement composé de bureaux, de canapés et de fast-foods, mais de forêts et de savanes – du moins devrait-il encore en être ainsi. Nous sommes parfaitement équipés pour ces deux derniers milieux, où nous pouvons à tout moment (après quelques semaines d'entraînement) faire jeu égal avec les créatures sauvages.

Nous appartenons toujours à une grande communauté et sommes dotés d'organes des sens extraordinaires qui nous permettent d'appréhender et de goûter pleinement notre propre milieu. Ces sens, avec lesquels nous observons aussi toutes les facultés des autres espèces, renforcent notre empathie et notre considération à leur égard. Le lien qui nous unit à la nature n'est et n'a jamais été rompu ; nous l'avons juste ignoré quelque temps. Et avec ce sentiment d'appartenance pleine et entière, les mesures de protection de l'environnement apparaissent sous un nouveau jour.

Nous ne devons pas protéger la nature là, dehors ; il ne s'agit pas de consentir à quelques concessions uniquement pour préserver de l'extinction des coléoptères ou oiseaux insignifiants. Non, en prenant chaque mesure qui contribue à préserver l'écosystème Terre, nous nous préservons nous-mêmes ainsi que notre qualité de vie, pour la simple raison que nous sommes partie intégrante de ce tout. La protection de la nature est et ne peut être que pure sollicitude à l'égard de nous-mêmes.

Tout contre l'arbre

POURQUOI NE POURRAIT-ON PAS COMMUNIQUER AVEC LES arbres comme on le fait, par exemple, avec les éléphants ? J'aime à comparer ces deux créatures parce qu'elles ont beaucoup en commun. Toutes deux vivent en société, s'occupent de leur progéniture, mais aussi de leurs anciens. La proverbiale mémoire d'éléphant se retrouve chez les arbres, de même qu'un langage qui nous semble incompréhensible au premier abord : les arbres communiquent entre autres grâce à leurs liaisons racinaires, les éléphants, pour leur part, avec leurs pattes, qui produisent des infrasons imperceptibles par l'homme – et cela sur des kilomètres. Ces deux créatures éveillent en nous l'admiration et le désir d'entrer en contact avec elles. Toucher leur écorce ou leur peau rugueuse nous procure du bien-être – évidemment, ce serait encore mieux si elles pouvaient réagir à notre contact…

Mais à cet égard, l'éléphant et l'arbre sont différents. L'animal nous montre ce qu'il aime, nous effleure de la trompe : il communique donc de manière non verbale avec nous. Et c'est exactement ce que les amoureux de la nature attendent des arbres. « On nage là en plein ésotérisme ! », s'écrie aussitôt dans ma tête la petite voix de celui qui a été façonné par le conservatisme scientifique. Mais je suis en même temps quelqu'un de très curieux. Alors quand j'observe tous les progrès de la science, notamment en physique quantique, cela me donne envie d'y regarder de plus près avant d'écarter quoi que ce soit. Or ce qu'il y a à découvrir concernant les arbres réduit parfois au silence la petite voix dans ma tête.

L'homme peut-il communiquer avec les arbres ? Avant de répondre à cette question, il importe de préciser un peu la notion de « communication ». On entend par là l'échange d'informations, et cela dans les deux sens. Il ne suffit donc pas que nous soyons olfactivement à l'affût de la communication parfumée qui s'établit entre les arbres, quelles que soient les réactions physiques qu'elles provoquent en nous. Non, il convient aussi que l'arbre réagisse à nos signaux. Que cela fût un tant soit peu du domaine du possible m'était par le passé absolument inadmissible.

Je ne suis porté ni vers la religion ni vers l'ésotérisme. Peut-être est-ce là le résultat de la fréquentation forcée des offices dominicaux de mon enfance. Les prêches et le déroulement toujours identique des cérémonies m'étaient monotones et m'ennuyaient. Je passais le temps en m'adonnant à de drôles de jeux, tel celui qui consistait à plisser les yeux en regardant les lustres. Il en naissait des reflets lumineux kaléidoscopiques – loin de ce à quoi mes parents se proposaient de m'éveiller. Au lycée, j'absorbais donc avec avidité tout ce qui était scientifique, seule façon logique à mes yeux de comprendre le monde. Et il en est resté ainsi, même si je sais que les faits scientifiques ne sont dans bien des cas que l'explication à ce jour la plus probable de ce qui se passe dans la nature. Réviser ces vues est toujours d'actualité et relativise de nombreuses assertions.

J'ai souvent le désir de croire en des forces supérieures, car en être capable me semble émotionnellement enrichissant et certainement rassurant. Seulement, je n'y parviens pas, et c'est la raison pour laquelle j'accueille toujours avec une bonne dose de scepticisme toute expérience apparemment fantastique rapportée par un profane. Je sais, cela paraît curieux de la part de quelqu'un qui écrit sur le ressenti, voire le langage, des arbres, mais ces derniers font scientifiquement consensus.

Examinons maintenant la communication avec les arbres en utilisant les outils de la science moderne. L'arbre dégage des combinaisons chimiques perçues par notre inconscient, qui y répond par des modifications de notre pression artérielle. L'arbre, de son côté, ne perçoit pas cette réponse : il est vrai que nous ne sommes pas en contact avec lui. Mais même si nous l'enlaçons et si nous tenons compte des champs électriques qui peuvent s'influencer mutuellement (puisque chez les végétaux aussi, la transmission a lieu en partie électriquement), un obstacle de taille demeure : celui du temps. Les arbres sont en effet, comme chacun sait, d'une effroyable lenteur. Il vous faudra multiplier par dix mille votre propre temps de réaction pour savoir à quel moment un arbre serait susceptible de vous répondre.

Si des signaux électriques parcourent ne serait-ce qu'un centimètre par seconde et que vous vous collez contre son écorce, alors une réponse immédiate devrait bien pouvoir vous parvenir, non ? Ce serait le cas si c'était bien dans l'écorce que l'impulsion était traitée. Or nous n'en avons aucune certitude. Certaines choses sont régulées dans les racines, telle la quantité d'eau que les feuilles peuvent consommer. Et, selon l'essence, le chemin est très long du houppier jusqu'aux racines et inversement (ou jusqu'à vos mains). Nous touchons là l'une des questions essentielles quant à la nature de l'arbre. Il engrange des souvenirs, réagit aux attaques, et transmet une solution sucrée à sa progéniture, et peut-être même sa mémoire. Toutes ces capacités donneraient à penser qu'il possède un cerveau. Or, jusqu'à présent, on n'en a trouvé aucun. De nombreux éléments de l'arbre ne sont même plus en activité, comme la majeure partie de son tronc. À l'exception des cernes annuels externes, tout l'intérieur est à l'arrêt – mort, pourrait-on dire. Il ne s'y passe plus rien, sinon quelques réactions purement physiques que nous observons aussi dans le bois utilisé en construction. Les écoulements et les contractions dus à la pénétration de l'humidité ou à l'assèchement en font partie, de même que l'élimination des champignons à l'aide de tanins préalablement accumulés, qui fonctionnent à la manière d'une imprégnation.

Les vaisseaux de l'arbre se trouvent dans ses cernes annuels externes. Ces derniers sont donc particulièrement humides, voire mouillés, ce qui a d'ailleurs pour avantage d'empêcher la plupart des champignons d'y pousser. Ces végétaux aiment certes l'humidité, mais ils peuvent aussi (à quelques exceptions près) se noyer. Comme de nombreux champignons entendent mener la vie dure à l'arbre, ce dernier aménage à l'extérieur de son tronc une zone qui repousse la plupart de ces agresseurs. Mais revenons au cerveau. Même dans les parties externes du tronc, les cellules sont lignifiées. L'hypothèse selon laquelle des informations essentielles y seraient traitées peut donc être tranquillement rejetée.

C'est à dessein que je reviens toujours à la notion de « cerveau », car je suis convaincu qu'une communication de qualité suppose une conscience. Sinon n'importe quel ordinateur serait un bon communicant, puisque le moins coûteux des appareils électroniques actuels est capable de produire une réponse à vos impulsions. Une question se pose alors : les végétaux posséderaient-ils une forme de conscience ? C'est ce que vient de se demander le professeur František Baluška de l'université de Bonn. Il est depuis longtemps d'avis que les plantes sont intelligentes. Elles peuvent traiter des informations et prendre des décisions. Mais la conscience est quelque chose d'un tout autre ordre encore. Si l'on pouvait prouver son existence chez les plantes, cela impliquerait de notre part un rapport bien différent à leur égard – l'agriculture conventionnelle nous confrontant alors aux mêmes problèmes que l'élevage intensif.

František Baluška et ses collègues du monde entier, dont le Florentin Stefano Mancuso, se sont acheminés vers la réponse. Pour ce faire, ils ont endormi des plantes particulièrement mobiles, telle la dionée attrape-mouche. Cette plante carnivore attrape ses proies à l'aide d'un mécanisme de fermeture : dès qu'un insecte touche les poils sensitifs situés à l'intérieur de ses feuilles, le piège se referme aussitôt sur lui, puis la plante le digère. Les anesthésiants, dont certains utilisés chez l'homme, ont affaibli l'activité électrique des plantes, si bien que les pièges à mouche ne réagissaient plus aux stimuli. Des petits pois endormis se sont comportés de manière similaire : au lieu d'avancer lentement à tâtons avec leurs vrilles comme à leur habitude, ils ont cessé de bouger, et leurs vrilles se sont enroulées en spirale. Une fois l'anesthésiant dissipé, chaque plante a repris ses activités habituelles[23].

Se sont-elles réveillées comme après une anesthésie générale ? Cette question est cruciale, car pour se réveiller, il faut avant tout… une conscience. C'est exactement la question qu'un reporter du *New York Times* a posée à Baluška, et sa réponse me plaît beaucoup : « Nul ne peut le dire, car nul ne peut poser la question aux plantes. »

L'affaire n'en est pas réglée pour autant… Alors pour essayer de l'élucider, je suis allé voir František Baluška à Bonn. Mais intéressons-nous d'abord brièvement à l'histoire commune de l'homme et de l'arbre.

L'histoire de l'évolution permet, elle aussi, d'examiner la question de notre communication réciproque. À savoir : depuis combien de temps l'homme et l'arbre cheminent-ils ensemble, et à quel point se sont-ils adaptés l'un à l'autre ? Commençons par les arbres, car ils ont une longueur d'avance sur nous : voici déjà trois cent quatre-vingts millions d'années que les premiers d'entre eux se sont élevés au-dessus des algues, des mousses et des herbes. Ils l'ont tout d'abord fait pour échapper définitivement à la concurrence : celui qui peut dépasser de ses feuilles les autres végétaux gagne la course vers la lumière du soleil. Et quoi de mieux en l'occurrence que de former un gigantesque tronc qui hisse ses branches bien au-dessus des autres espèces ?

Il va de soi que cette invention n'est pas restée l'apanage d'une essence. Les millions d'années passant, d'immenses forêts se formèrent, dont l'effet sur les autres créatures fut inattendu. Les arbres absorbaient d'énormes quantités de gaz carbonique, qu'ils ne retenaient pas que dans leur bois ; des arbres morts s'enfonçaient dans les marais, formant petit à petit du charbon. Cela a éliminé tant de CO_2 de l'air et fourni tant d'oxygène en retour que les insectes en ont largement profité. Leur taille est limitée par leur façon de respirer : l'oxygène, au lieu de se répandre dans leur corps via des vaisseaux et une circulation sanguine à pompe (le cœur), arrive directement aux cellules par de petits tubes, les trachées. Plus elles sont longues, moins ces trachées sont efficaces, si bien que, chez les gros insectes, trop peu d'oxygène parvient jusqu'à leur extrémité. C'est ainsi que, de nos jours, la taille maximale du petit invertébré est mathématiquement de 17 centimètres, compte tenu de la moindre teneur de l'air en oxygène. Aucune espèce ne peut aujourd'hui dépasser cette taille[24]. Mais il y a trois cents millions d'années, les arbres produisaient tant d'oxygène que la part de ce gaz était bien supérieure au niveau actuel. Elle n'était pas de 21 % mais de 35 %, ce qui permettait aux insectes de devenir bien plus gros, et ils ne s'en privaient pas : des libellules de 70 centimètres d'envergure chassaient dans le ciel tandis qu'au-dessous d'elles des mille-pattes de 2 mètres de long se glissaient au milieu des feuilles.

C'est là un bel exemple de la manière dont le monde animal s'adapte indirectement aux arbres ou plutôt à leur métabolisme. Soit dit en passant, les arbres, eux aussi, ont besoin pour respirer d'oxygène, qu'ils consomment par la même occasion. Du sucre brûle dans leurs cellules de manière à produire de l'énergie pour leurs processus biologiques – exactement comme chez nous. La production de sucre dans les feuilles, lors de la photosynthèse, donne certes lieu à un excédent d'oxygène tout en retenant du CO_2, mais sans oxygène, rien ne fonctionne chez les arbres. Retenir du CO_2 et brûler du sucre n'a guère de rapport, comme nous l'observons l'hiver : les arbres brûlent alors les réserves de sucre qu'ils ont accumulées durant l'été, tout comme les ours bruns, qui vivent l'hiver de leur couche de lard. Tous les deux, l'arbre et l'ours, absorbent de l'oxygène en dormant, et l'air qu'ils dégagent est enrichi en dioxyde de carbone. Durant la saison hivernale, les hêtres, les chênes et leurs congénères ne peuvent donc, faute de feuilles vertes, produire d'excédent d'oxygène.

Mais retournons dans le passé.

La teneur en oxygène de l'air avait diminué depuis longtemps, et les insectes avaient rétréci jusqu'à leurs dimensions actuelles quand l'homme est entré en scène. Il a vite appris à faire du feu, pour lequel il faut du bois. Le premier contact important avec l'arbre a donc eu lieu à ce moment-là. Quand exactement ? L'incertitude subsiste. Nous ne savons même pas précisément depuis quand qualifier nos ancêtres d'hommes. Il a même fallu revoir en 2017 la date de l'avènement de l'homme moderne, soit de l'espèce *Homo sapiens*. Jusqu'alors, on s'accordait à considérer que nous nous activions sur cette terre depuis deux cent mille ans. Mais des chercheurs ont découvert au Maroc des vestiges encore plus anciens : ils ont exhumé dans la grotte du Jebel Irhoud des os et des outils en silex qu'ils datèrent de plus de trois cent mille ans et attribuèrent irréfutablement à l'homme moderne[25]. Les certitudes scientifiques peuvent changer du jour au lendemain, nous en avons là un exemple de plus.

Le genre *Homo* a fait son apparition il y a deux à trois millions d'années. Devrions-nous, par conséquent, chercher des signes d'adaptation à partir de cette période-là ? Et pourquoi pas plus tôt encore ? Après tout, nous sommes toujours porteurs d'un patrimoine génétique et de capacités hérités d'ancêtres que nous ne qualifierions en rien d'hommes. Si nous nous en tenons à ces trois derniers millions d'années, cette période relativement courte a-t-elle suffi aux arbres pour s'adapter à notre présence ? Une vraie communication, ou du moins une quelconque interaction, supposerait que l'adaptation ait été réciproque ; or rien ne prouve que l'arbre se soit adapté à nous. Les arbres ne changent que depuis peu, à cause de l'homme – mais cela n'a guère à voir avec la communication. Il s'agit plutôt de nos efforts consistant à cultiver, par la sélection, les formes d'arbres les plus bizarres pour orner nos jardins et végétaliser nos villes, comme une sorte d'évolution en accéléré.

Cependant, que des plantes sauvages puissent s'adapter à la présence de l'homme est un fait déjà prouvé. Par exemple avec la jacinthe des bois américaine, une orchidée qui pousse dans les forêts fraîches du Nord et dont on trouve aussi une sous-espèce en Scandinavie et en Russie. Celle-ci a besoin de pollinisateurs pour ses fleurs blanches, mais les abeilles se font rares dans les paysages nordiques denses en marais. Ce qui y pullule en revanche, comme tout vacancier peut douloureusement en témoigner, ce sont les moustiques. Or, on le sait, ces insectes n'aiment guère les fleurs et sont plutôt d'importuns suceurs de sang.

La jacinthe des bois prend donc ses dispositions : elle imite l'odeur de l'homme et signale ainsi aux moustiques la présence d'un possible repas. En quête d'une victime, les insectes se heurtent aux fleurs d'orchidée, qu'ils pollinisent incidemment. Ils ne rentrent pas bredouilles pour autant, car même la femelle moustique ne boit pas que du sang et apprécie de temps en temps quelques glucides sous la forme d'une petite gorgée de nectar[26].

Au commencement était le feu

UNE FAÇON TRÈS DIFFÉRENTE D'APPRÉHENDER LE LIEN ENTRE l'homme et l'arbre passe par le feu. Le feu ? C'est comme si on parlait du bifteck pour aborder la question de notre rapport aux animaux ! Pourtant, qu'est-ce que le bois de chauffage sinon de petits morceaux de l'ossature d'un arbre que l'on jette au feu ? Le feu nous permet d'observer si le rapport au bois (et ainsi à l'arbre) n'est pas d'une manière ou d'une autre ancré dans nos gènes. Car il y a de sérieux indices en ce sens.

L'avez-vous déjà remarqué ? Vous êtes dans votre jardin ou invité chez des amis, on allume un feu, et tout le monde finit par se retrouver autour du foyer à fixer les flammes. Même chose par les douces soirées d'été, quand il fait déjà bien assez chaud sans feu. Pourquoi faisons-nous cela ? Certes, nous pouvons, vous et moi, fournir suffisamment de raisons : l'ambiance est romantique, nous aimons tous le crépitement des bûches et le jeu des flammes… Toutes choses qui sont du registre des émotions, elles-mêmes langage des instincts. La fascination du feu de camp est donc ancrée dans notre inconscient. Reste à savoir si ces émotions positives procèdent de l'apprentissage ou de l'hérédité…

Commencer par considérer le feu est indispensable pour explorer notre relation à la forêt et à l'arbre. Car le feu nous montre très clairement que notre destin ne peut être dissocié du bois.

Le feu est la principale conquête de l'homme. Sans ses flammes bondissantes, notre cerveau n'aurait pas atteint sa taille actuelle. Seule la cuisson permet de mieux digérer de nombreux fruits mais aussi la viande, les repas fournissant alors bien plus d'énergie. Qui plus est, faute de canines acérées et d'une grande force physique, nos ancêtres ne pouvaient guère se défendre contre les bêtes féroces. Le feu a radicalement changé la situation, car tous les animaux en ont peur. Quant à la marche victorieuse de l'homme autour du globe, sans feu, elle n'aurait pas dépassé les frontières de l'Afrique. Comment, sinon, aurait-on pu se réchauffer dans les vastes étendues sibériennes, ou dans la nuit froide et amère de l'hiver ?

L'homme n'est toutefois pas la seule espèce à utiliser le feu. Les prédateurs aussi, par exemple l'aigle, sont attirés par lui comme par magie : sa clarté prive d'abri leurs proies, qui, parfois blessées, peuvent moins bien s'enfuir. Mais à la différence de l'homme, l'aigle et les autres prédateurs ne peuvent se servir que passivement du feu, incapables qu'ils sont de l'allumer. Même notre plus proche parent, le chimpanzé, ne sait pas le produire et en a même très peur. C'est son usage actif qui nous différencie des autres espèces.

Le moment où la première flamme fut volontairement allumée est enfoui dans l'obscurité de l'histoire. Une découverte est attestée dans la grotte sud-africaine de Wonderwerk : sans l'ombre d'un doute, des hommes se sont retrouvés là il y a 1,7 million d'années autour d'un feu qu'ils avaient eux-mêmes allumé[27]. Que les premiers feux attisés par l'homme se soient même élevés il y a quatre millions d'années est une éventualité scientifiquement controversée ; toujours est-il que la chaleur du bois nous accompagne depuis bien longtemps.

Changeons de décor. J'étais assis près du feu en compagnie de l'actrice Barbara Wussow et du météorologue Sven Plöger. Ce feu était petit en raison du fort risque d'incendie lié à la grande sécheresse de l'été 2018. Nous étions en train de tourner pour mon émission*, lors de laquelle je passe la nuit à la belle étoile, ou plutôt sous la canopée, avec deux personnalités. Le feu brûlait faiblement, produisant plus de fumée que de chaleur. Il fallait beaucoup s'en approcher pour cuisiner, et je tenais la queue de la poêle d'une main tandis que je remuais pour mélanger de l'autre. Évidemment, mes vêtements étaient complètement imprégnés de fumée, et j'en inhalais en même temps beaucoup. C'est alors que je me suis demandé si l'affinité de l'homme avec la fumée et les aliments fumés ne remonte pas à la nuit des temps. Si notre espèce était enveloppée tous les jours de cette épaisse fumée il y a plus d'un million d'années déjà, si les grottes et plus tard les foyers aménagés dans les chaumières des paysans renforçaient cet effet faute de courants d'air, alors ne nous sentons-nous pas instinctivement à notre aise dans cet environnement-là ? Comprenons-nous bien : il est clair que personne n'aime respirer de la fumée et subir une quinte de toux après. Mais nos conditions de vie, y compris durant ces derniers millénaires, ont laissé

* *Der mit dem Wald spricht, Unterwegs mit Peter Wohlleben*, émission télévisée diffusée le 30 octobre 2018 sur la chaîne SWR. (NdT.)

des traces dans nos gènes. Et si le feu exerce sur nous une fascination instinctive, éventuellement inscrite dans notre patrimoine génétique, pourquoi la fumée ou plutôt l'odeur du bois qui brûle ne ferait-elle pas de même ?

Faites un jour le test et vous verrez que la fumée de bois ou ce qu'elle imprègne (y compris les vêtements que vous portiez lors de votre dernier feu de camp) dégage une odeur agréable. Plus agréable du moins que des cheveux qui brûlent, par exemple, ou, pire encore, du plastique. Les premiers doivent instinctivement déclencher chez vous une alerte physique s'ils entrent accidentellement en contact avec les flammes. Le plastique, en revanche, comme tout ce qui n'est pas naturel, est tellement nouveau qu'il ne peut guère appartenir à notre répertoire olfactif inconscient. En bref : la fumée de bois possède une odeur agréable pour la plupart d'entre nous, ce qui n'est pas forcément le cas d'autre chose qui brûle.

Le fait que notre nez apprécie la fumée ou même notre fascination pour le feu sont-ils effectivement inscrits dans nos gènes ? Cela n'est pas encore prouvé, mais il existe de premiers indices de ces changements dans notre matériel génétique. Une équipe réunie autour de Gary Perdew, à l'université d'État de Pennsylvanie, a examiné les gènes d'hommes de Neandertal et d'hommes de Denisova, qui leur sont proches, et les a comparés à ceux d'hommes modernes. Ils ont trouvé une différence significative en rapport avec le feu. En effet, la fumée contient de nombreuses substances cancérogènes, comme les hydrocarbures aromatiques polycycliques (HAP) ; résultat d'une combustion incomplète, ils sont en partie décomposés dans le corps en d'autres substances également nocives. Or, jusqu'à aujourd'hui, l'homme y a été exposé pendant un million et demi d'années.

Vous aussi, vous respirez en permanence ces composants, même s'ils n'émanent plus des feux de camp. Car si le feu brûle encore généreusement aujourd'hui, c'est principalement dans les poêles à bois domestiques. Dans les quelque douze millions de poêles et de chaudières à granulés fonctionnant en Allemagne, on brûle plus de la moitié du bois récolté : il n'y a jamais eu autant de feux dans l'histoire de l'humanité ! Or la fumée est un facteur d'évolution. Jadis comme aujourd'hui, elle a causé des décès prématurés, et devrait, au fil des millénaires, avoir laissé des traces. Et de fait, Perdew et ses collègues ont trouvé un segment de gène qui nous distingue des hommes de Neandertal et de Denisova : le gène dit AHR. Ce dernier empêche les produits chimiques issus de l'environnement, dont ceux contenus dans la fumée, d'avoir des effets nocifs sur notre organisme. En fonction du type de molécule, leur nocivité peut être divisée par mille pour l'homme moderne.

Qu'en était-il chez l'homme de Neandertal ? Car son cerveau avait lui aussi profité de la nourriture que le feu permettait de désagréger correctement et de rendre digestible. Il était même parfois plus gros que celui de l'homme moderne. Peut-être n'a-t-il pas vécu aussi longtemps qu'*Homo sapiens* à cause de son habitat enfumé ? Peut-être même a-t-il fini par disparaître pour cette raison ? C'est ce que supposent plusieurs chercheurs. Cependant, il se peut aussi que cet homme préhistorique ait trouvé d'autres moyens de gérer le feu et sa fumée[28].

Personnellement, ce qui m'intéresse ici n'est pas de savoir pourquoi l'homme de Neandertal s'est éteint. D'autant qu'à proprement parler il n'a pas complètement disparu : certains de ses gènes se trouvent en nous, si bien qu'il peut s'être fondu dans la population moderne. Non, ces travaux de recherche sont intéressants parce qu'ils nous permettent de découvrir dans quelle mesure le trio feu-bois-arbre reste ancré dans nos gènes. Notre relative insensibilité à la fumée est, elle au moins, toujours présente : comment expliquer autrement que le tabagisme ne soit pas encore bien plus nocif qu'il ne l'est déjà ?

Mais tous les liens entre l'homme et l'arbre, quels qu'ils soient, ne sont pas nécessairement positifs. Faire brûler la forêt, par exemple, n'est pas vraiment une manière sympathique de traiter la nature. En procédant ainsi, nos ancêtres ont réussi à déboiser rapidement et sans trop d'efforts de vastes surfaces. Aujourd'hui encore, on utilise largement ce procédé en Asie et en Amérique latine pour gagner des surfaces agricoles. Mais auparavant, au cours du million et demi d'années au moins durant lequel nos ancêtres ont joué avec le feu, de grands incendies de forêt se sont sûrement déclarés accidentellement d'innombrables fois.

On lit souvent que les incendies de forêt seraient un phénomène naturel. Ce n'est peut-être pas complètement faux, mais les grands incendies qui éclatent de plus en plus souvent dans l'Ouest nord-américain et en Russie ne servent certainement pas l'écosystème. Nos forêts de feuillus ne peuvent guère prendre feu, par nature, ce qui n'est pas le cas des forêts de résineux du Nord, qui s'enflamment bien plus facilement. Troncs, aiguilles et écorces sont pleins de résine, entre autres substances inflammables : de vrais barils d'essence lorsque les étés sont secs ! Mais y a-t-il des arbres qui aiment brûler ? Les forêts primaires de résineux stockent de grandes quantités d'eau dans leurs mousses, leurs lichens, le bois mort et l'humus pour s'opposer aux incendies. De plus, quand la foudre, principale cause naturelle d'incendie, frappe, elle est généralement accompagnée de violentes averses orageuses, qui étouffent le feu dans l'œuf. Chaque fois qu'une forêt brûle quand il fait sec, l'homme est donc presque toujours impliqué.

Même si le feu – et indirectement le bois de chauffage – a laissé des traces dans notre patrimoine génétique, le fruit de notre quête sur le lien entre l'arbre et l'homme est encore un peu mince. Il faudrait trouver quelque chose qui viendrait mieux étayer cette relation. C'est pourquoi j'entends aborder dans les pages qui suivent un sujet délicat : celui des champs électriques. J'en ai toujours fait abstraction jusqu'ici, la question étant un peu trop ésotérique pour moi. Des champs électriques qui entourent les arbres : cela me faisait penser à la mystérieuse aura fréquemment évoquée par ceux qui prétendent que les arbres nous envoient des messages explicites, parlent carrément avec nous et nous transmettent leur énergie.

Mais les champs électriques, eux du moins, ont perdu leur caractère ésotérique à mes yeux depuis que j'ai pris connaissance des dernières recherches universitaires sur le sujet. Et je suis certain qu'il en ira de même pour vous.

Arbres sous tension

Les araignées pourraient nous être bien utiles pour étudier le champ électrique qui entoure les arbres ! C'est apparemment ce que s'est dit Erica Morley, biologiste à l'université de Bristol. Elle s'est intéressée au « ballooning », que les araignées pratiquent pour se déplacer : après avoir envoyé un long fil en l'air, ces arthropodes s'en servent pour se laisser porter. Cela fonctionne particulièrement bien chez les spécimens jeunes, légers et de petite taille, très nombreux à la fin de l'été. Leurs fils argentés, ces filandres qui sillonnent l'air des doux après-midi, évoquaient jadis la longue chevelure des dames d'un certain âge, d'où leur nom en allemand : *Altweibersommer* (qui signifie d'ailleurs aussi « été indien »).

Comment voler avec un fil quand on est une araignée ? Rien de plus facile ! Le vent emporte ce fil léger comme la plume – et par la même occasion celle qui est suspendue à son extrémité. Telle est du moins la théorie courante. Mais Erica Morley a découvert que, pour décoller d'une branche ou d'une feuille, d'autres forces doivent intervenir, le zéphyr ne pouvant suffire : l'araignée a beau éjecter rapidement le fil de son abdomen, si le vent ne l'emporte pas assez vite, il peut s'emmêler. De plus, les araignées ne volent pas lorsque le vent est fort.

Certains scientifiques font valoir des processus thermiques : quand le temps est chaud, l'air en provenance du sol se réchauffe au soleil puis s'élève. Or le « ballooning » a lieu aussi par temps pluvieux, alors que les mouvements d'air thermiques n'agissent guère. Une grande vitesse initiale ascendante est en outre nécessaire pour que l'araignée s'élève d'une branche, sinon elle a tendance à tomber par terre avant qu'une faible brise ne puisse l'emporter.

La solution se trouve dans les charges électrostatiques, capables de déplacer de petites choses. Songez à un vêtement en fibres synthétiques. Lorsque vous l'ôtez, un grésillement se produit parfois (et dans l'obscurité, vous distinguez même de petits éclairs). En regardant ensuite dans le miroir, vous vous apercevez que quelques-uns de vos cheveux se dressent sur votre tête. Ce phénomène est éclairant. D'abord, si ces champs électriques jouent un rôle et sont activement utilisés, alors l'araignée doit être capable de les remarquer et de les identifier. Quoi de plus utile en l'occurrence que des poils ? Et c'est exactement ce que cet insecte utilise, comme l'a découvert Morley. Pour ce faire, la chercheuse a mis les petites bêtes dans des boîtes en Plexiglas à fond métallique, ce dernier pouvant être chargé électriquement. Une différence de potentiel s'établissait alors entre le fond et le haut de la boîte. Au centre fut placée une bande de carton, qui n'était pas conductrice. Les araignées, posées sur cette bande, sentaient que la tension croissait entre le fond et le haut de la boîte grâce aux poils qui recouvrent leur corps et qui, comme les nôtres, se dressent sous l'effet de pareils champs électriques. Dès que le phénomène se produisait, les araignées soulevaient leur abdomen, laissaient s'élever un fil… et décollaient dans leur boîte[29].

Les forces électrostatiques ne sont certes pas les seules à faire voler les araignées, le vent jouant toujours lui aussi un rôle important. Mais pour grimper aux arbres, en particulier par temps plutôt calme, le phénomène électrostatique est apparemment essentiel, comme nous le montrent ces araignées capables de réagir aux différences de charge électrique.

Une autre question se pose alors : comment des champs électriques peuvent-ils se développer autour des arbres ? Cette mystérieuse aura nous permettant de communiquer avec eux existe-t-elle vraiment ?

Répondre à cette question est simple et compliqué à la fois. Les forces présentées procèdent des processus électriques de l'atmosphère. On connaît déjà ces phénomènes depuis plus de deux siècles : l'ionosphère, une couche qui commence à 80 kilomètres d'altitude, est chargée positivement, tandis que la surface de la Terre l'est négativement. La différence entre les deux est de plus de 200 000 volts. Plus on s'éloigne du sol et plus les différences de charge augmentent de façon sensible. C'est ainsi que, par beau temps, la différence de potentiel atteint, dans les premiers mètres au-dessus du sol, 100 à 300 volts… par mètre[30] ! Sous un nuage d'orage, cette valeur peut même aller jusqu'à plusieurs milliers de volts par mètre.

Pour autant, au niveau de votre tête, la tension n'est pas supérieure à celle qui entoure vos pieds, car votre corps est un excellent conducteur électrique. Il vous est certainement déjà arrivé de recevoir un choc bref en touchant une voiture ou du mobilier de jardin en plastique. Ce faisant, vous équilibrez, avec votre corps, la tension entre l'objet touché et le sol. Vous-même restez donc neutre et conservez la même valeur que le sol. En revanche, l'air à proximité de votre tête présente une tension supérieure puisqu'il est mauvais conducteur et conserve longtemps la tension. Chez les arbres, cette différence est évidemment bien plus importante encore, en raison de leur taille. Selon Erica Morley, elle peut, sur les chênes, dépasser 2 000 volts par mètre entre l'air environnant et le bout de leurs branches, et même produire des phénomènes lumineux !

Il est maintenant temps de revenir à l'éventuelle interaction électrique entre l'homme et l'arbre. Ne pourrions-nous pas réagir à ces champs comme à de soudains changements météorologiques, par exemple ? Puisqu'il a été scientifiquement prouvé que les animaux non seulement sentaient mais aussi utilisaient activement ce genre de champ électrique.

Une équipe de chercheurs réunie autour de Dominic Clarke (lui aussi de l'université de Bristol) s'est intéressée au bourdon. Lorsqu'il cherche des fleurs, cet insecte s'oriente grâce à toutes sortes de repères, tels que les couleurs, les formes ou les parfums. Ce cocktail sensoriel constitue également une forme de communication : si les plantes à fleurs se donnent tout ce mal, c'est pour signaler aux insectes pollinisateurs qu'il y a là du nectar à venir chercher (et du pollen à emporter en contrepartie). Jusqu'alors, les scientifiques s'étaient concentrés sur tout ce que l'homme remarque bien lui aussi, à savoir en premier lieu ce qui se voit, ce qui a une odeur et ce qui se goûte. Mais chez le bourdon du moins, ce ne sont pas là les seuls signaux. Car les fleurs, elles aussi, sont entourées de champs électriques, qui, en raison de leur plus petite taille, sont évidemment de bien plus faible intensité que chez les arbres. Mais l'insecte volant peut tout de même les détecter. Cela lui est d'autant plus facile qu'il est lui-même chargé positivement (du fait des frottements subis en vol par ses organes), tandis que les fleurs le sont négativement. Les différences de charge ont cependant un autre effet encore : dès que le bourdon se pose sur une fleur, leurs charges (positive chez le bourdon et négative chez la fleur) s'harmonisent. Et cela présente un avantage majeur pour les autres bourdons. Normalement, une fleur pollinisée change de couleur, de forme ou d'odeur ; mais cela peut prendre plusieurs minutes, voire des heures. Le changement de charge électrique, en revanche, est immédiat et indique aux autres bourdons qu'il n'y a plus rien à venir chercher là.

Pour le prouver, Clarke et son équipe ont fabriqué des fleurs artificielles qui pouvaient être chargées électriquement. Les fleurs chargées réservaient une petite récompense sucrée, celles qui ne l'étaient pas, une solution amère de quinine. Et voyez-vous cela : bien qu'il fût impossible de différencier les fleurs artificielles par leur apparence, les bourdons se sont dirigés bien plus souvent vers celles qui étaient chargées électriquement[31].

Chez les abeilles, il existe des indices selon lesquels elles utiliseraient ce genre de phénomène pour transmettre des messages. Lorsque, après avoir visité des fleurs, elles sont de retour à la ruche et y exécutent leur danse frétillante parmi leurs congénères, les antennes de ces dernières, comme nos cheveux, réagissent passivement aux différences de charge. Et comme ces antennes sont des capteurs et que les abeilles peuvent donc remarquer les stimuli, il se peut que cela constitue une forme électrique de communication[32].

En regardant autour de nous dans le règne animal, nous rencontrons d'autres espèces capables de détecter les champs électriques. Les poissons, par exemple, ont dans la peau ce que l'on appelle la « ligne latérale », qui perçoit même le champ magnétique terrestre. Celle-ci les aide à s'orienter, mais ce n'est pas tout… Une charge électrique variable permet au requin, notamment, d'identifier sa proie. Une différence de potentiel de quelques nanovolts – milliardièmes de volt ! – lui suffit déjà. Gardons en tête que la différence peut être de plusieurs milliers de volts au bout des branches d'un chêne.

Du point de vue de l'histoire de l'évolution, nous nous rapprochons un peu de l'homme – les poissons étant, comme nous, des vertébrés. Plus près de nous encore se trouvent les oiseaux, qui, comme les poissons, sont capables de sentir le champ magnétique terrestre. Les pigeons voyageurs, par exemple, se repèrent grâce à ses lignes invisibles. S'ils sont perturbés par des champs électriques, cela contrarie – au moins momentanément – leur sens de l'orientation. Les dauphins, qui sont considérés comme aussi intelligents que les hominidés, sont plus proches de nous encore. Les concernant, ce n'est qu'au XXIe siècle que l'on a découvert qu'ils réagissent, comme les requins, aux différences de potentiel, qui les aident vraisemblablement à détecter leurs proies.

Et maintenant, voici venu notre tour. Pourquoi l'homme devrait-il sentir la tension électrique ? Ou vice versa : pourquoi ne le devrait-il pas ? Car après tout, notre corps est, lui aussi, une structure à commande électrique, dans laquelle du courant ne cesse de circuler. Chaque information qui passe par notre système nerveux, chaque pensée qui se forme dans notre cerveau est transmise par des impulsions, même si les différences de potentiel, d'un dixième de volt, sont en l'occurrence très faibles. Cela signifie, inversement, que nous devrions être très sensibles à des courants plus puissants, puisqu'un système conçu pour de faibles courants devrait en être facilement perturbé. Et nous voilà arrivés en plein « électrosmog », pomme de discorde.

Il est aujourd'hui incontestable que notre corps réagit aux champs électriques. La valeur limite officielle décrétée par l'Union européenne est de 5 000 volts par mètre. Elle est ainsi supérieure à la limite maximale mesurée au bout des branches des arbres. Mais les limites officielles étant souvent un peu trop élevées, certains pays les revoient à la baisse. C'est ainsi que la valeur limite a été réduite à 500 volts pour les bâtiments résidentiels en Lettonie, et à 1 000 volts tout de même en Pologne. Il s'agit là de valeurs que nous pouvons rencontrer dans la nature.

Cependant, les valeurs officielles se rapportent aux lignes électriques et à une charge permanente, et non aux valeurs maximales mesurables lors de certaines conditions météorologiques et dues à des charges électriques naturelles. De plus, ce qui nous intéresse ici, ce n'est pas tant l'éventuelle incidence de la charge mesurée au bout des branches que ce que nous pourrions effectivement ressentir. Car si des charges élevées durables sont à l'origine de problèmes de santé, notre corps devrait pouvoir s'en apercevoir. Le fait est qu'il le peut au moins au niveau cellulaire, comme l'a découvert une équipe de chercheurs de l'université de Californie. Ils ont examiné des cellules de peau, qui réagissent comme des cellules sensorielles électriques et s'orientent lors de leur cicatrisation en fonction de faibles champs électriques. Or, placés dans un champ de ce type, des composés organiques appelés polyamines s'accumulent en direction de la charge négative située à l'extérieur de leur milieu[33]. Le fait que des charges électriques extérieures à notre corps puissent perturber certains de ses processus internes peut donc être considéré comme établi. Reste à savoir si nous nous en rendons compte. Et en l'occurrence, les éléments de preuve sont loin d'être incontestables.

L'électrosensibilité constitue une piste potentielle en ce sens. Elle concerne des gens qui pensent sentir les champs électromagnétiques de telle sorte qu'ils en sont atteints dans leur santé. Deux pour cent tout de même de la population allemande seraient concernés, selon l'Office fédéral de radioprotection*. Malgré les nombreuses études réalisées à ce sujet, aucun lien clair de cause à effet n'a encore été observé. Par ailleurs, les champs électromagnétiques produisent des rayonnements, qui, en fonction de leur source, se projettent en différentes fréquences. Vous en connaissez certains : ce sont les agents de transmission de vos SMS, de la radio et de la télévision. Le fait qu'ils influencent les appareils électriques ne fait aucun doute puisque c'est leur but. Mais étant donné que ces rayonnements sont rarement d'une grande précision et rappellent plutôt la pierre qui, lancée dans l'eau, produit des ondes de tous côtés, une multitude de messages émis nous atteint chaque seconde. De l'avis des autorités, ces derniers sont cependant si faibles qu'ils ne nous nuisent pas plus que nous ne les remarquons, ce qui est discutable.

Nous ne sommes pas arrivés dans une impasse, rassurez-vous ! Car les champs électromagnétiques sont cousins germains des charges électriques, qui peuvent d'ailleurs, elles aussi, grandement influencer nos appareils. Si, par exemple, vous vous chargez en passant votre main sur votre

* L'Anses (Agence nationale de sécurité sanitaire de l'alimentation, de l'environnement et du travail) déclare ne pas avoir connaissance d'études sur la prévalence de l'électrosensibilté en France dans la population générale. Cependant, les données les plus récentes recueillies par son groupe de travail suggèrent une prévalence de l'ordre de 5 %. Source : *Hypersensibilité électromagnétique ou intolérance environnementale idiopathique attribuée aux champs électromagnétiques* – Avis de l'Anses – Rapport d'expertise collective (mars 2018). (NdT.)

tapis en fibres synthétiques, les éléments électroniques de la carte mère de votre ordinateur que vous touchez par la suite peuvent être détruits. C'est la raison pour laquelle il est toujours précisé sur l'emballage de ce type d'éléments qu'il faut, avant tout contact, se relier à la terre, en touchant par exemple un radiateur métallique, ce qui permet de se décharger.

Le rayonnement électromagnétique donne également matière à inquiétude lorsque nous téléphonons avec un portable. Car il nous faut alors tenir contre notre tête l'appareil, qui doit émettre un rayonnement suffisant pour atteindre le pylône le plus proche. C'est pourquoi l'Office fédéral allemand de radioprotection, d'habitude plutôt conservateur dans ses jugements, recommande en cas de doute d'utiliser le téléphone fixe. Il conseille en outre d'écourter autant que possible les conversations ou de passer aux SMS, qui ne nécessitent pas de placer le portable près du cerveau[34]. Pour moi, cela n'a rien de rassurant, d'autant que l'effet sur le système nerveux n'est absolument pas au premier plan : le fondement des valeurs limites est le réchauffement des tissus voisins, soit une réaction qui rappelle le micro-ondes. Pour formuler les choses clairement : un téléphone portable rayonne-t-il tellement qu'il fait cuire votre cerveau ou, au bas mot, que sa chaleur l'endommage ?

Pour le moment, rien n'indique officiellement que ce rayonnement soit cancérogène, mais il semble qu'il soit fait abstraction d'importantes questions. Si un système aussi subtil que celui que constituent nos nerfs utilise de faibles signaux électriques, quel peut être l'effet, sur notre « transmission de données » endogène, de puissants générateurs électroniques de champ officiellement autorisés (téléphones portables, etc.), qui vont jusqu'à réchauffer notre cerveau ?

Mais je n'entends pas m'étendre ici sur les répercussions sanitaires, qu'il s'agisse de nous ou des arbres – même s'il existe, les concernant aussi, des indices d'impact, quoique encore faiblement étayés.

Revenons donc au contact direct avec les arbres et leurs champs électriques. J'ai déjà évoqué ces décharges perceptibles par l'homme : le bref grésillement, lorsque vous touchez une portière de voiture ou des meubles de jardin en plastique électriquement chargés, suivi d'une douleur cuisante nous montre de quelles facultés sensorielles est doté notre corps. Reste à savoir où se trouve la limite du perceptible et si nous pouvons faire évoluer cette limite en nous entraînant.

Les décharges électriques sur la peau ne peuvent être ressenties que si la différence de potentiel atteint au moins 2 000 volts – soit le niveau de ce qui a été mesuré au bout des branches de chêne. Problème : pour arriver jusque-là, il vous faudrait grimper dans l'arbre. Vous partiriez évidemment du sol – tout aussi déchargé que l'arbre lui-même, puisque vous seriez relié à la terre par les pieds. Il vous faudrait donc plutôt vous lancer comme le bourdon, c'est-à-dire sans toucher le sol, par exemple d'une nacelle élévatrice équipée d'un tapis en caoutchouc, qui isolerait vos pieds de la construction métallique. Alors, par temps particulièrement sec, quand les charges électrostatiques sont maximales, il devrait être possible, en touchant le sommet de l'arbre, de recevoir un petit choc. Mais qui se livre à ce genre d'exercice ?

Pour communiquer sous quelque forme que ce soit avec les arbres, nous allons bien entendu dans les bois, où l'on peut étreindre un tronc pour sentir quelque chose. Mais, nos deux corps étant reliés à la terre, il n'y a aucune différence de potentiel. Pour autant, la possibilité théorique d'être associé au champ de tension d'un arbre demeure. Et nous revenons là à nos cheveux. S'ils se dressent sur la tête sous l'effet d'une charge, c'est parce que ce sont de mauvais conducteurs électriques (tant qu'ils ne sont ni trop gras ni mouillés). Par conséquent, si vous êtes relié à la terre, vos cheveux ne le sont pas forcément.

Si les araignées réagissent grâce à leurs poils aux champs de tension qui entourent les arbres, si leur fil s'en éloigne comme leurs poils, pourquoi cela ne fonctionnerait-il pas aussi chez nous ? Les personnes aux cheveux longs vivraient peut-être dans les arbres la même chose que lorsqu'un vêtement qu'elles retirent grésille ou qu'elles approchent de leur crâne un ballon chargé par friction… et que leurs cheveux se dressent sur leur tête.

L'hiver s'achève hélas ! alors que je mets le point final à ce livre, si bien que je ne peux faire le test moi-même. Les arbres endormis ont sensiblement réduit la teneur en eau de leurs organes aériens. Mais l'été prochain, je ne manquerai pas d'essayer. À moins que je n'envoie plutôt ma femme dans les arbres… Elle a les cheveux plus longs que moi !

Le cœur battant de l'arbre

SI VOUS ENLACEZ UN ARBRE, IL NE SE PASSE RIEN DU POINT de vue électrique puisqu'il est avéré que vous et lui présentez la même tension. Mais se pourrait-il que l'arbre sente d'une autre manière que vous le touchez ? Il existe bien, chez les jeunes arbres du moins, une possibilité qu'il en soit ainsi. Un phénomène nommé « thigmomorphogenèse » désigne le fait que les plantes poussent moins vite quand on les touche. Il suffit pour cela que vous caressiez vos plants de tomate, par exemple, quelques minutes par jour. Ils poussent alors moins haut et forment une tige plus épaisse[35].

Ce n'est pas là pour autant une preuve d'amour, mais sans doute une simple réaction à des coups de vent présumés, le vent induisant le même comportement chez les plantes. Une hauteur plus faible réduit l'effet de levier qui s'exerce sur les racines quand le vent souffle, et une tige plus grosse stabilise mieux le plant de tomate. Bien entendu, cela vaut également quand un animal frôle une plante en passant et la fait bouger, les moins stables d'entre elles se tordant plus facilement. Il se peut donc parfaitement que cette réaction au contact (et non seulement au vent) fasse partie du répertoire héréditaire des tomates ou des petits arbres.

Si vous avez observé que des plantes caressées sont en meilleure santé, vous ne vous trompez pas. Des scientifiques ont en effet découvert que celles qui sont ainsi cajolées produisent plus d'acide jasmonique. Or cet acide n'agit pas seulement sur la croissance ; il pousse aussi la plante à renforcer sa tige pour gagner en stabilité[36]. Les plantes d'intérieur qui sont privées de cet acide et ont trop peu de lumière tendent, pour leur part, à avoir une pousse principale fine et instable.

Si vous avez l'habitude d'étreindre un arbre et d'attendre une réponse positive de sa part, ces informations vont sûrement vous décevoir. Car la réaction précédemment décrite n'est rien de plus qu'une sorte de stratégie de défense contre des influences extérieures négatives. Qui plus est, pour que l'arbre remarque quelque chose, il faudrait qu'il soit sensible à la pression et sente les bras qui ceignent son écorce. Or il est certes un peu sensible à la pression, mais dans une tout autre mesure. Si un arbre voisin ou un poteau métallique, par exemple, appuie contre son tronc, il commence alors à croître en contournant l'obstacle. Mais la force agissante doit être considérable et surtout persistante – deux paramètres que n'offrent pas nos étreintes. Les grands arbres, notamment, ont une écorce à l'épaisseur correspondante, dont l'extérieur se compose de cellules mortes, et qui n'est donc pas plus sensible que nos cheveux.

Il existe une tout autre région de l'arbre qui est pour sa part très sensible. Du bout de ses racines présentant des structures qui rappellent le cerveau, l'arbre se fraie un passage dans le sol : il tâte, goûte, teste et décide où et comment progresser. Si une pierre se trouve sur son chemin, ses racines sensibles s'en aperçoivent et changent de direction. La sensibilité au toucher que recherchent les amis des arbres ne se trouve donc pas sur le tronc mais dans la terre. Si une prise de contact pouvait advenir, c'est à la racine qu'il faudrait se rendre. Elle présente l'avantage d'être à portée de main et de rester active même l'hiver, contrairement à la partie aérienne. Mais elle n'aime ni la pression ni l'air frais : on n'a donc aucun intérêt à la dégager puisque dix minutes au soleil suffisent à faire mourir ses tissus délicats.

Les dernières découvertes scientifiques ont cependant une nouvelle révélation à nous livrer : le battement de cœur des arbres ! Leur battement de cœur ? Non, évidemment, les arbres n'ont pas un cœur comme le nôtre, mais il leur faut quelque chose de semblable pour que tout se déroule correctement en eux.

L'eau est à l'arbre ce que le sang est à l'homme. J'ai déjà souvent parlé du transport de ce précieux élément jusqu'au houppier. Mais comment cela se passe-t-il exactement ? Voilà qui reste à élucider. La théorie la plus fréquemment soutenue, selon laquelle le liquide atteindrait les branches les plus élevées grâce à la transpiration, est insuffisante. Elle suppose que de l'eau s'évapore des feuilles, créant dans le tronc une dépression qui fait monter le liquide depuis les racines ou plutôt depuis le sol. Seulement voilà : c'est au début du printemps que la pression de l'eau est la plus forte dans le tronc des feuillus. Or à ce moment-là, l'arbre n'a pas encore de feuilles, si bien qu'aucune évaporation ne peut se produire. Les autres tentatives d'explication (osmose, capillarité) étant également insuffisantes, la perplexité demeure… ou plutôt demeurait ! Car le docteur András Zlinszky du Balaton Limnological Institute de Tihany, en

Hongrie, éclaire quelque peu notre lanterne. Il y a quelques années déjà, il avait observé, avec des collègues finlandais et autrichiens, que les bouleaux semblaient dormir la nuit. À l'aide de lasers, les chercheurs ont mesuré les arbres par des nuits sans vent et ils ont constaté que l'extrémité de leurs branches s'affaissait d'une dizaine de centimètres. Au lever du soleil, ces dernières remontaient, si bien que les scientifiques ont parlé d'un véritable comportement de sommeil chez les bouleaux[37].

Le phénomène a, semble-t-il, tellement troublé András Zlinszky qu'il a étudié, avec son collègue Anders Barfod, vingt-deux nouveaux arbres de différentes essences. Cette fois encore, il a constaté que les branches montaient et descendaient, mais parfois à un autre rythme : elles ne s'élevaient pas seulement au lever du jour, mais toutes les trois à quatre heures. À quoi cela pouvait-il bien être dû ? Les chercheurs se sont alors intéressés au transport de l'eau. Se pouvait-il que les arbres exécutent en mesure des mouvements de pompage ? D'autres chercheurs avaient bien déjà observé que le diamètre de leur tronc diminuait régulièrement de 0,05 millimètre avant d'augmenter à nouveau. Nos deux scientifiques étaient-ils sur la piste de pulsations qui, du fait des contractions, feraient progressivement monter l'eau ? Soit l'équivalent d'un battement de cœur si lent que nous l'aurions ignoré jusqu'ici ? Pour Zlinszky et Barfod, c'est là une explication plausible de ce qu'ils ont observé et qui rapproche un peu plus les arbres du règne animal[38].

Un battement toutes les trois à quatre heures, c'est malheureusement trop lent pour que nous le sentions lors de l'étreinte, même pour les plus sensibles d'entre nous. Percevoir les signaux d'un arbre n'est donc pas encore gagné…

Mais je souhaite encore étudier une dernière possibilité d'entrer en relation avec les arbres : il s'agit de notre voix. Elle est considérée comme notre principal moyen de communication, et nombreux sont ceux qui essaient de parler aux arbres ou à leurs plantes d'intérieur tout en espérant quelque réaction de leur part. Des viticulteurs, de leur côté, passent toutes sortes de musiques dans leurs vignes et croient s'apercevoir que certains styles induisent de meilleures récoltes.

Y a-t-il du vrai là-dedans ? Les plantes peuvent-elles entendre ? Je peux clairement répondre « oui » à cette dernière question. Le test a été réalisé il y a plusieurs années déjà sur l'arabette des dames, une plante indigène populaire chez les chercheurs. Populaire parce qu'elle demande peu d'entretien, se reproduit rapidement et que son génome est facile à séquencer. On a donc observé que ses racines s'orientaient en fonction de clics d'une fréquence de 200 hertz et poussaient dans la direction correspondante. Et elles étaient capables en même temps de produire des sons fonctionnant comme un code morse[39].

Monica Gagliano de l'université d'Australie-Occidentale a, quant à elle, découvert que les petits pois entendaient couler l'eau sous la terre grâce à leurs racines. Pour ce faire, elle a enfoui trois tuyaux dans le sol. Dans le premier ne passait que le murmure d'un groupe de musiciens, de l'eau coulait bel et bien dans le deuxième, tandis que des sons artificiels d'eau courante tintaient dans le troisième. Les petits pois ne s'y sont pas trompés : leurs racines ont toutes poussé en direction de l'eau. Et quand ils n'avaient pas soif, ils cessaient toute activité à cet égard. Mais peut-on vraiment parler d'audition ? Gagliano et son équipe se sont posé la question et ont considéré qu'en pareil cas les racines seraient perturbées par des bruits parasites, et c'est précisément ce qui fut observé[40].

Les végétaux – y compris les arbres – peuvent donc entendre. Et tout comme nous, ils utilisent cette capacité dans un but précis. De même que nous n'entendons pas les ultrasons parce que nous n'en avons pas besoin, les plantes ne perçoivent que les choses qui comptent pour elles – telle l'eau qui coule dans les sols. Mais alors, quid de ces vignes dans lesquelles on passe de la musique classique pour en stimuler la croissance ? Et des témoignages de ceux qui parlent aux arbres ? D'un point de vue purement scientifique, les racines ne joueraient aucun rôle puisqu'elles sont sous terre et donc relativement bien isolées du bruit. Il nous faut donc chercher plus haut et regarder du côté du tronc, des branches et des feuilles. Y a-t-il là quelque indice d'une réaction acoustique ?

Pour le savoir, une équipe de télévision allemande s'est rendue au centre de recherche de Juliers, où des tournesols ont été exposés plusieurs jours durant à différents bruits, dont de la musique classique. Résultat : pas la moindre différence de croissance n'a été observée chez ces tournesols[41]. Ne se passe-t-il donc rien du tout, d'un point de vue acoustique, dans la partie aérienne des plantes ? Ne jetons pas si vite le manche après la cognée ! Ce n'est peut-être pas par la musique qu'il faut commencer… Cherchons plutôt des bruits qui importent au monde végétal.

Et pourquoi pas celui de la chenille qui grignote ? Pour la plante, il est synonyme de toutes sortes de dangers mortels. Et c'est précisément ce que l'on a étudié à l'université du Missouri-Columbia, en posant des chenilles sur des spécimens d'arabette des dames. Les petites vibrations, ressenties jusque dans la tige, furent calculées au moyen de minuscules miroirs laser. Lorsque les chercheurs ont soumis à ces vibrations d'autres plantes qui n'étaient en réalité pas envahies par les chenilles, elles se sont mises à produire des quantités particulièrement importantes de répulsifs. Alors que le vent et d'autres bruits de même fréquence ont laissé ces mêmes plantes de marbre.

L'arabette des dames entend donc, et cela lui est très utile. Les avertissements acoustiques lui permettent, y compris à une certaine distance, d'identifier un danger à l'avance et de s'y préparer[42]. Et point essentiel, elle ignore les bruits qui ne sont pas synonymes de danger pour elle. Or il est possible que notre langue en fasse partie, de même que différents styles musicaux. C'est dommage, car ce que l'on raconte des plantes qui distinguent la musique classique du rock est tellement séduisant…

Une question resterait tout de même à élucider. Existe-t-il des airs ou des passages musicaux qui rappelleraient une chenille qui mange ? Il serait alors concevable que les plantes y réagissent, quand bien même cette réaction reposerait sur un simple malentendu et non sur leur goût pour Mozart.

Ce besoin de communiquer avec les arbres, combien je le comprends ! S'asseoir sous ces géants, caresser leur écorce, se sentir en sécurité auprès d'eux… Si nous recevions en plus de leur part une réponse active et positive à notre présence, voire à notre contact, ce serait l'apothéose ! Je ne nie pas que pareille chose puisse exister, mais la science académique n'en apporte pas la preuve. Et même s'il devait en être toujours ainsi, une réponse nous est-elle absolument nécessaire ? N'est-il pas concevable que l'homme et l'arbre vivent dans des mondes complètement différents ? Après tout, l'ancienneté de notre espèce sur Terre ne correspond qu'à 0,1 % de celle des arbres.

Même s'il semble que ce ne soit pas réciproque, nous réagissons bel et bien à la présence de l'arbre, et je reviendrai sur ce qu'il se passe alors dans notre corps. Pour le moment, puissions-nous nous satisfaire de nous sentir bien au contact de l'arbre tout en le laissant mener sa vie sauvage.

Le voyage du ver de terre

QUAND NOUS REGARDONS PLUSIEURS MILLIERS D'ANNÉES EN arrière, nous ne trouvons naturellement aucun forestier parmi nos ancêtres. Mais même si la sylviculture n'intéressait alors personne, les hommes ont toujours considérablement influencé les forêts. Certes, le plus souvent de manière indirecte et par l'intermédiaire du monde animal. Avant d'aller rendre visite aux plus petites des créatures qui nous entourent : les vers de terre (eh oui, les vers de terre transforment bien les forêts !), permettez-moi de m'attarder un peu chez les mammifères.

Ces animaux à quatre pattes, la plupart des arbres s'en passeraient fort bien. Durant des centaines de millions d'années, leur arrivée n'était pas au programme. Car cette classe d'animaux n'a entamé sa marche triomphale qu'après l'extinction des dinosaures, il y a soixante-six millions d'années, donnant naissance à de grands herbivores, qui engloutissent feuilles et rameaux. Depuis lors, ils interagissent avec les arbres, ce qui est également le cas de notre espèce. Et comme nos ancêtres coupaient déjà du bois pour se chauffer, l'histoire commune de l'homme et de l'arbre est, elle aussi, immémoriale. Les forêts de l'hémisphère Nord sont toutefois relativement jeunes, à cause de la dernière glaciation, ou plutôt à cause de la dernière période froide. Car glaciation signifie gel des calottes polaires – un état qui persiste jusqu'à aujourd'hui, si bien que nous nous trouvons toujours dans cette phase caractérisée par la présence de glaciers. Périodes froides et périodes chaudes alternent au cours de chaque glaciation, la dernière période froide ayant pris fin en Europe, selon les régions, il y a environ dix mille ans.

Là où d'épaisses masses de glace avaient jadis tout emporté sur leur passage, aucune forme de vie supérieure n'a résisté. Et une fois ces masses disparues, il n'est plus resté que du sable et des cailloux, dont le reverdissement serait difficile. Même là où la glace n'avait pas avancé, les températures sont restées si basses et les hivers par conséquent si longs qu'il était impensable que des arbres puissent pousser. Seuls des lichens, des mousses et de petits arbrisseaux permettaient aux mammouths laineux et aux rennes de survivre.

Puis la glace a fondu, les arbres ont fini par revenir, depuis leurs refuges méridionaux. Évidemment pas ceux qui avaient disparu à la période glaciaire, mais les descendants des arbres dont les oiseaux avaient emporté les graines vers le sud, permettant ainsi à leur population de survivre.

Année après année, kilomètre par kilomètre, la forêt a remplacé la glace qui reculait vers le nord. En même temps, les hommes, eux aussi, ont fait leur apparition. Ils sillonnaient déjà le continent depuis plusieurs dizaines de milliers d'années, bravant le froid glacial. Ils ne cultivaient pas la terre, mais étaient d'infatigables chasseurs, poursuivant surtout les grands herbivores.

Bien que les scientifiques ne soient pas encore tout à fait sûrs que la grande extinction qui a alors touché les mammifères soit exclusivement attribuable à l'homme, de nombreux indices laissent à penser que nos ancêtres y ont au moins largement participé. C'est ainsi que l'énorme mammouth laineux a disparu d'Europe il y a dix mille ans, de même que le rhinocéros laineux et de nombreux autres herbivores. Il s'est passé la même chose sur d'autres continents : la glace a reculé, et l'homme a fait son apparition. En Amérique du Nord, outre les mammouths, les derniers chevaux sauvages et les camélidés ont expiré.

Nos ancêtres sont donc venus au secours des chênes et des hêtres qui faisaient leur grand retour. Lorsqu'elles sont en début de croissance, la plupart des essences sont appréciées des herbivores, et c'est d'ailleurs ce qui nous permet aujourd'hui encore de maintenir artificiellement des paysages de landes. La nature voudrait que la forêt y pousse, ce qui est réglementairement exclu dans certains parcs naturels* : c'est qu'il s'agit d'y préserver l'image romantique d'un paysage agraire préindustriel ! On y met donc des moutons, qui font la même chose que jadis les chevaux sauvages ou les aurochs : ils mangent les pousses des hêtres, entre autres essences, empêchant ainsi tout reboisement.

Il en aurait peut-être été ainsi à grande échelle dans l'hémisphère Nord si nos ancêtres n'avaient pas eu tant d'appétit pour la viande. Les chasseurs en déduisent aujourd'hui que de grands herbivores détruisant la forêt font parfaitement partie de la nature sous nos latitudes ;

* L'exemple le plus connu en Allemagne est celui de la lande de Lunebourg, située en Basse-Saxe. Née du défrichement, elle est laborieusement entretenue de manière à préserver ce paysage prisé des touristes. (NdT.)

sans l'homme, par conséquent, il n'y aurait pas la moindre grande forêt fermée de feuillus, et le paysage européen rappellerait plutôt la savane. Mais, selon moi, c'est aller bien vite en besogne. Nos ancêtres lanceurs de javelot ne faisaient-ils pas partie de la nature ? La nature de ces cent mille dernières années est-elle concevable sans l'homme ? Si cette dernière question est si délicate, c'est parce que, en cas de réponse négative, nous pourrions considérer notre présence actuelle et notre influence sur l'environnement comme un phénomène naturel. Pour moi cependant, la limite se situe là où l'homme se met à restructurer activement son environnement, soit au début de l'agriculture. Ce paysage restructuré n'est certainement plus naturel, pas plus que ne le sont les forêts intensivement exploitées. Or il ne pouvait être question du premier comme des secondes il y a dix mille ans.

D'autres modifications de la forêt ont eu lieu bien plus tard, du fait également d'un animal dont l'homme a influencé les populations. Cependant, il n'est ici question ni de chasse ni de réduction d'effectifs, mais exactement du contraire. L'animal en question est beaucoup plus petit et ne fait pas partie de notre spectre alimentaire : c'est le ver de terre. Il bénéficie chez nous d'une excellente image. Il améliore le sol en dévorant des substances organiques mortes : des feuilles d'arbres et des résidus végétaux pour l'essentiel. Comme il avale toujours un peu de terre par la même occasion, un mélange fertile fait de crottes de ver et de minéraux est expulsé de son intestin. Cette terre friable stocke l'eau à la perfection et constitue en même temps l'habitat d'une multitude de micro-organismes. Quant aux galeries du ver de terre, enduites de mucus, elles aèrent le sol de telle manière que même les averses orageuses s'infiltrent bien. Cet animal fouisseur est devenu l'emblème du jardinier : une plate-bande de légumes soigneusement entretenue se distingue par la présence d'une multitude de ces invertébrés.

Mais il en va tout autrement en Amérique du Nord… Là-bas, le ver de terre endommage de grandes régions forestières, menaçant même des espèces animales et végétales. Comment est-ce possible ?

Il se trouve que les forêts nordiques ont cessé d'être colonisées par les vers de terre après la dernière période glaciaire. Leur écosystème s'est donc complètement organisé sans eux : il se caractérise par une couche ouatée faite de feuillage à moitié décomposé, dans laquelle s'affairent bactéries, champignons et acariens qui lui sont adaptés. Or cette couche épaisse, les envahisseurs européens n'en laissent pas une miette et, ce faisant, privent de nourriture les petites bêtes vivant dans le sol. Par la suite, disparaissent aussi des plantes qui dépendent de ce « compost forestier ». Qui plus est, les vers de terre ne se contentent pas de substance morte : ils mangent aussi des graines et de jeunes pousses. La manière dont les forêts vont évoluer à long terme n'est pas encore très claire puisque l'invasion a lieu en ce moment même. Mais elles vont changer, c'est une certitude compte tenu de la transformation considérable de la vie dans leur sol.

Et comment le ver de terre a-t-il fait pour voyager ? C'est très simple : il se trouvait entre les racines des plantes que les colons ont apportées, il y a plusieurs siècles déjà, dans leur nouvelle patrie ; les œufs très résistants du ver ont d'ailleurs pu suffire. De nos jours, les pêcheurs, qui apprécient les vers de terre européens comme appâts, participent au phénomène en jetant dans la végétation alentour ceux qui ne leur ont pas servi. Or en Amérique du Nord, les vers de terre remis en liberté ont beau jeu : comme il n'y a pas de vers indigènes là-bas, aucune lutte n'a lieu pour se répartir le sol. Le même problème existe maintenant sur tous les continents. Songez aux plantes d'intérieur à bas prix que l'on trouve au supermarché : dans leurs pots, des vers de terre peuvent facilement voyager de Chine jusqu'en Europe, par exemple. Mais lorsque, à l'arrivée, existe un écosystème déjà occupé par d'autres vers de terre, il semble que les nouveaux venus aient plus de mal à s'imposer ou à provoquer des changements massifs. Toutefois, plus un site est perturbé, plus on a rasé de forêts pour en faire des surfaces agricoles, et plus les envahisseurs peuvent prendre leurs aises[43].

Les spores de champignon sont bien plus petites encore que les vers de terre. Et plus elles sont petites, plus il est facile d'introduire quelque part des espèces étrangères – ce qui se produit depuis que l'homme voyage. De minuscules particules collent littéralement aux basques des globe-trotters et parviennent ainsi dans des contrées qu'elles n'auraient jamais colonisées sinon. C'est le cas, par exemple, d'un champignon originaire de Corée. Se trouvait-il dans des produits exportés ou collait-il aux semelles de trekkeurs ? Toujours est-il que des spores de cette espèce sont arrivées jusque sur l'île du Nord de la Nouvelle-Zélande.

Là, dans la forêt de Waipoua, se dressent d'impressionnants conifères. Il s'agit d'immenses kaoris séculaires. Le plus gros d'entre eux, baptisé Tāne Mahuta, fait près de 4,5 mètres de diamètre, et son âge est à l'avenant : il est là depuis au moins deux mille ans déjà. Mais pour combien de temps encore ? Nul ne le sait. Car le champignon importé de Corée s'apprête à mettre à mort ce géant néo-zélandais : en détruisant ses racines, il le détruit tout entier. Et les « docteurs des arbres » ne peuvent hélas rien pour lui !

Tout se présentait pourtant sous les meilleurs auspices. Alors que les colons blancs n'avaient épargné que quelques forêts de kaoris, celles-ci furent déclarées protégées au XXe siècle. Les Européens de jadis avaient, en effet, jeté leur dévolu non seulement sur le bois mais aussi sur la précieuse résine. Auparavant, les Maoris, premiers habitants de la Nouvelle-Zélande, utilisaient, quant à eux, les racines de spécimens morts, lesquelles contenaient suffisamment de résine pour en faire du chewing-gum et de la teinture à tatouage. Mais cela ne suffisait pas aux colons pour leurs affaires : afin de fabriquer de la laque et de la colle pour la construction navale, ils firent des entailles dans les arbres, qu'ils affaiblirent par la même occasion.

Avant l'invention des colorants synthétiques ou de l'essence de térébenthine à base de pétrole, la résine était considérée comme une matière première de choix – convoitée en conséquence. Le boom de l'industrie navale et des scieries est venu s'ajouter à cela, si bien qu'un géant après l'autre a été abattu. Mais les dernières forêts de kaoris sont maintenant protégées – du moins de l'activité commerciale des hommes. Car voilà qu'est arrivé le fameux champignon au nom latin à rallonge, *Phytophthora taxon agathis*, que l'on appelle aussi plus simplement *Kauri dieback*. Ce n'est qu'en 2008 qu'il a été reconnu coupable de ses méfaits, attaquant les arbres et flétrissant leurs feuilles. Phénomène frappant, l'infection se répand le long des chemins de randonnée. Or nombre d'entre eux passent juste au-dessus des racines des arbres, et comme si cela ne suffisait pas, les communes essaient de relancer le tourisme en aménageant de nouveaux chemins et des parcours de VTT. Les efforts des rangers visant à encourager les randonneurs à nettoyer leurs chaussures semblent quelque peu naïfs, car les visiteurs passent souvent à côté des stations de lavage sans les remarquer. Et même ceux qui les utilisent n'atténuent guère le problème puisque les spores de champignon ne mesurent que 0,003 à 0,2 millimètre, soit la taille d'un grain de poussière. Comment, par conséquent, des touristes, vraisemblablement pressés de partir randonner, sont-ils censés nettoyer leurs chaussures de sorte qu'absolument rien ne soit introduit sous les précieux arbres ? La seule mesure efficace consisterait à interdire l'accès aux visiteurs des dernières forêts de kaoris, ce que refusent toutefois de faire les administrations municipales, comme celle d'Auckland, qui craignent de voir leurs recettes s'effondrer.

Des cas similaires sont maintenant rapportés partout sur le globe ; seuls changent l'espèce de champignon et les arbres. Chez nous, en ce moment, c'est pour le frêne que cela tourne mal. Le coupable se nomme *Hymenoscyphus fraxineus*. Ses spores, importées de l'Est asiatique par la mondialisation du commerce, s'attaquent au frêne commun depuis le changement de millénaire. Le champignon s'introduit dans les pousses puis dans le bois, par l'intermédiaire des feuilles. Les tissus atteints meurent, si bien que de maigres rameaux commencent à se dessécher, suivis plus tard par des zones entières du houppier.

De nombreux forestiers, cédant à la panique, se mettent à abattre les spécimens envahis. Or cela ne sert pas la lutte puisqu'elle est absolument impossible. *Hymenoscyphus fraxineus*, en effet, forme ses fructifications sur les nervures de feuilles tombées l'année précédente. Là, il disperse ses spores alentour, dans l'espoir qu'elles atterrissent sur des feuilles de frêne vertes et fraîches.

Les abattages sont une tentative désespérée de sauver au moins le bois tant qu'il est exploitable. Certains de mes collègues récoltent même des fûts parfaitement sains, les peuplements de frênes n'ayant à leurs yeux plus aucune chance. Or ils accélèrent ainsi le déclin de cette essence. Car dans chaque peuplement, on observe un petit pourcentage de frênes sains ou faiblement attaqués. En laissant au moins en place ces arbres les plus robustes, on leur permet de se reproduire, et leurs descendants feront renaître des forêts saines. Mais le souci du profit, associé à l'offensive du nouveau venu, fait progressivement disparaître le frêne.

Le champignon associé au profit a donc ici les mêmes conséquences qu'en Nouvelle-Zélande : le caractère des forêts change. Car les arbres attaqués ne sont pas les seuls touchés : des biocénoses entières sont déstabilisées. C'est ainsi que disparaît *Hymenoscyphus albidus*, qui ressemble à s'y méprendre à *Hymenoscyphus fraxineus*, seules leurs spores permettant de les différencier. Le petit hylésine du frêne se retrouve, lui aussi, sur la liste des perdants, même s'il ne le sait pas encore. Comme tous les scolytes, il ne s'attaque qu'aux spécimens affaiblis, qu'il trouve actuellement en abondance. Mais lorsque la plupart des peuplements de frênes auront disparu, son sort à lui aussi sera scellé.

La mauvaise conscience me gagne face à de tels phénomènes. Lorsque je me rends dans de lointaines forêts – même si c'est pour apporter mon soutien aux défenseurs de l'environnement sur place –, ne suis-je pas, moi aussi, le vecteur de micro-organismes ? Le fait est que je porte partout les mêmes chaussures et qu'elles ne sont sûrement pas d'une propreté irréprochable quand je regagne mon propre district. D'autant qu'il n'est pas question que de champignons ! Ces derniers ne sont que les représentants d'innombrables micro-organismes, que nous ne voyons certes pas, mais qui sont pourtant déterminants quant au fonctionnement de grands écosystèmes.

Central Park, à New York, nous montre à quel point nous en savons peu à leur sujet. Une équipe réunie autour du docteur Kelly Ramirez de l'université d'État du Colorado y a prélevé tous les 50 mètres des échantillons de terre, afin d'étudier les bactéries et autres micro-organismes qu'ils contenaient. Comme les distinguer au microscope n'était guère possible, une analyse génétique a été réalisée. Et, à leur grande surprise, les chercheurs ont tout de même trouvé cent vingt-deux mille quatre-vingt-une espèces de bactéries, dont la plupart étaient encore inconnues[44].

Bon, ce ne sont « que » des bactéries… Oui, mais l'importance d'une espèce est inversement proportionnée à sa taille dans un écosystème. Les micro-organismes contenus dans le sol constituent, en effet, le premier maillon de la chaîne alimentaire et sont comparables au plancton des mers. Si nombre d'entre eux n'ont pas été découverts et encore moins étudiés, vous pouvez vous imaginer à quel point nous en savons peu sur les écosystèmes…

Ces bactéries sont si petites qu'elles collent malheureusement encore bien mieux à nos semelles que les spores des champignons. Sous l'effet du commerce de marchandises et du tourisme lointain, des espèces sont dispersées tous les jours pêle-mêle sur la planète, où elles rebattent les cartes du vivant.

Une précision avant que vous n'ayez vous aussi trop mauvaise conscience : la nature fait de même. Des voyages longue distance, dans la nature ? Oui, car en dehors de nos compagnies aériennes, il y a aussi des compagnies aériennes animales. Je pense aux oiseaux migrateurs, qui parcourent des distances considérables… sans évidemment se nettoyer les pattes avant de partir ! Et il existe aussi une pratique naturelle qui permet à des organismes encore plus gros de voyager très loin : il s'agit du bain de poussière. Les oiseaux adorent hérisser leur plumage afin que la poussière et l'humus qu'ils font alors tourbillonner viennent s'y glisser. Ils se débarrassent ainsi des parasites, qui sont évacués en même temps que la terre quand ils se secouent. Mais à cette occasion, les spores de champignon et les bactéries ne sont pas les seules à rester accrochées : d'autres petites bêtes vivant en contact avec le sol font de même, tel le collembole. Ce dernier se distingue par l'aisance avec laquelle il se catapulte grâce à sa queue. Par mètre carré de forêt, ce sont plus de cent mille individus qui peuvent s'affairer au sol. Et une foule d'autres espèces, telles que les oribates et les polychètes, se joignent à eux – quelques-uns pouvant s'égarer dans le plumage des oiseaux. Ils participent à leur migration… et profiteront du prochain bain de poussière sur le lieu d'arrivée pour descendre.

Il arrive ainsi que des écosystèmes soient enrichis selon ce processus, comme je l'ai appris dans mon propre district. Des étudiants s'y sont intéressés à une vieille plantation d'épicéas. Ils voulaient voir comment évolue la composition des espèces. Les collemboles indigènes, spécialistes du hêtre, n'aimant pas les épicéas, il ne devait guère s'en trouver là. Même si cela s'est avéré, des collemboles adaptés aux conifères ont toutefois été découverts sous les épicéas, alors qu'il ne pouvait s'agir d'espèces indigènes, seules des forêts primaires de feuillus poussant naturellement chez nous. Cette présence de collemboles non indigènes ne peut s'expliquer que par le transport aérien assuré par les oiseaux. Et ce transport aérien achemine même des poissons !

Dans le cadre de mes études forestières, j'ai un jour visité une centrale électrique à accumulation par pompage située dans la Forêt-Noire. Ce genre de centrale comprend des bassins dont on peut laisser s'écouler l'eau dans la vallée par des tuyaux, cette eau actionnant alors des turbines qui produisent de l'électricité. On procède ainsi lorsque les besoins du réseau augmentent soudainement. Inversement, quand le réseau est saturé de courant, on en utilise une partie pour faire remonter l'eau à l'aide de pompes, et l'énergie est ainsi stockée. De temps en temps, les bassins sont vidés pour être nettoyés. Le directeur de la centrale m'a raconté qu'il se retrouvait alors avec des tonnes de poissons. Mais comment ces poissons étaient-ils arrivés là ? C'est tout simple : leurs œufs avaient été fortuitement transportés dans le plumage de canards, qui avaient fini par élire les bassins comme territoire, où ils avaient déchargé leurs passagers clandestins.

Vous voyez donc que l'homme n'est pas le seul à introduire des espèces étrangères. Mais, à la différence des créatures animales qui nous entourent, nous avons, à l'heure du commerce et du voyage mondialisés, tellement accéléré le rythme que la nature ne peut s'adapter suffisamment vite. Commerce mondialisé est le mot-clé en l'occurrence : c'est parce que celui-ci s'est brutalement développé au plus tard en 1492, avec les voyages de Christophe Colomb vers l'Amérique, que l'on considère qu'une espèce est étrangère à une région uniquement si son arrivée est postérieure à cette année-là.

Selon l'Office fédéral de protection de la nature[45], près de trois mille plantes, animaux et champignons se sont, depuis cette date, acclimatés en Allemagne. Des importations intentionnelles en font partie, comme la pomme de terre, le maïs ou le potiron. Ils ne jouent cependant aucun rôle dans la nature puisque, sans le soutien de l'agriculture, ils ne pourraient subsister ici, contrairement à environ huit cents autres espèces. Le raton laveur, le chien viverrin et le tamia de Sibérie n'en sont que trois exemples plutôt inoffensifs appartenant au règne animal. J'ai déjà parlé des spores de champignon collées à nos semelles et des vers de terre dont on se débarrasse, lesquels transforment bien davantage les forêts. À tout cela viennent se greffer des migrations animales, certes d'origine naturelle mais qui n'ont lieu que parce que nous avons considérablement modifié le paysage. La fourmi rousse des bois, originaire du Grand Nord et des montagnes, ne s'adapte à la plaine que parce que des forêts de résineux y ont été plantées. On y rencontre aussi le bec-croisé des sapins, spécialiste des cônes, qui n'est sûrement pas l'ami de nos hêtraies locales.

Les écosystèmes européens, mais aussi du monde entier, vivent en ce moment même un brassage effréné dont l'issue est inconnue. Une nouvelle forme de nature finira par se stabiliser dès que cessera l'involontaire circulation mondiale d'animaux et de végétaux. Mais de quelle nature s'agira-t-il ? On ne peut encore le prédire.

Permettez-moi de revenir aux grands herbivores. Aujourd'hui encore, ils parcourent les forêts, même si leur taille n'est plus celle des mammouths ou des rhinocéros laineux : je veux parler des chevreuils et des cerfs, rejoints depuis peu par quelques bisons et élans. Du seul fait de leur nombre, leur influence sur la forêt reste aussi considérable que dans la nuit des temps. On estime que cinquante animaux s'activent par kilomètre carré de forêt, soit certainement bien plus qu'il ne s'en promenait dans les forêts primaires. Je vais revenir sur les raisons de cette « explosion démographique », mais j'aimerais auparavant aborder brièvement la question de la chasse.

Tuer des animaux est considéré comme le moyen privilégié de maîtriser leur flux. Et je dois l'avouer : j'ai, moi aussi, longtemps été favorable à cette méthode. Durant mes études déjà, on m'avait présenté les effets désastreux d'effectifs élevés de grand gibier. Les sangliers, les cerfs et les chevreuils font partie de cette catégorie. Ces deux derniers notamment causent du souci à bien des forestiers, car ils aiment beaucoup les arbres. Feuilles, pousses et écorce disparaissent dans leur estomac, et ils ne se contentent pas d'abîmer un seul arbre. Comme ces animaux ont leurs préférences, ils ne mangent que quelques essences, tels le chêne, le hêtre et l'érable, et ne touchent pas aux conifères, tels le pin et l'épicéa – ou du moins à leurs aiguilles pointues. C'est ainsi que ces essences rarement indigènes se répandent davantage chez nous, alors que les hêtres et les chênes pourraient bien mieux s'y imposer. Mais comme les chevreuils et les cerfs les mangent sans répit, ils perdent du terrain et finiront par perdre aussi la course.

Quoi de plus simple, par conséquent, que de refaire pencher la balance en faveur des feuillus en tirant quelques coups de fusil ? J'ai, en tout cas, longtemps vu les choses ainsi et plaidé pour cette solution, tout en me sentant très mal. Car tuer des animaux est d'une grande brutalité et, quoi que l'on prétende, certains d'entre eux ne sont que touchés et souffrent ensuite de leurs graves blessures des heures, voire des semaines durant. Entre-temps, j'ai changé d'avis et je pense aujourd'hui que l'on pourrait se passer complètement de la chasse. Pour le dire avec la plus grande clarté : cela n'a aucun rapport avec le loup. Certes, il est de retour, avec d'autres prédateurs, comme le lynx, dans de plus en plus de forêts, alléchés qu'ils sont par les sangliers, les chevreuils et les cerfs, mais ils ne réduiront pas à eux seuls le flux de gibier. Les mieux placés pour en témoigner sont les chasseurs qui pratiquent dans des régions où les loups sont nombreux. Contrairement à ce qu'ils craignaient, la concurrence animale n'a aucunement réduit le nombre de proies pour l'homme armé d'un fusil. Dans le Land de Saxe, par exemple, les autorités compétentes déclarent n'avoir observé aucune variation des effectifs de gibier due au retour du loup ; selon leurs statistiques du moins, le nombre d'animaux tués par des chasseurs n'a pas baissé[46]. Le loup ne peut donc ni éradiquer ni réguler le gibier.

Si vous avez lu mon livre intitulé *Le Réseau secret de la nature**, vous êtes peut-être un peu déconcerté. N'y ai-je pas décrit le magnifique exemple du parc national de Yellowstone ? Là-bas, le loup avait, par sa seule apparition, positivement transformé tout l'écosystème fluvial. Ce dernier avait été précédemment ravagé par les grands troupeaux de wapitis en l'absence du loup. Mais quand le chasseur gris est revenu, les cervidés ont pris peur. Ils se sont mis à éviter les rives des cours d'eau, qui reverdirent. Le retour des arbres fut accompagné de celui des castors et des oiseaux aquatiques, ce qui pourrait parfaitement se produire aussi chez nous. En théorie, du moins. Car Yellowstone est un parc naturel de près de 10 000 kilomètres carrés, un écosystème intact, à peine perturbé par l'homme. Des forêts, des lacs, des cours d'eau et quelques maigres prairies constituent la base de toute la chaîne alimentaire. Or le nombre

* Les Arènes, 2019.

d'animaux est déterminé par la présence de la nourriture dont ils dépendent. Les forêts non exploitées ont un sous-bois pauvre ; seules quelques herbes y poussent l'été. Le nombre de grands herbivores, tels les wapitis, qui peuvent y subsister est par conséquent faible au kilomètre carré.

Chez nous en revanche, le paysage a des allures de patchwork, et ce que nous qualifions de forêt n'est en réalité qu'un confetti noyé au milieu de paysages agraires. Ces derniers ont beau être des déserts écologiques, ils n'en offrent pas moins aux cerfs, aux chevreuils et aux sangliers de quoi se nourrir copieusement. Maïs, colza, pommes de terre : tout cela est aussi du goût du grand gibier qui nous entoure. Il passe donc l'été sans la moindre difficulté, saison durant laquelle il a besoin de beaucoup d'énergie pour élever ses petits. À l'approche de l'hiver, ce besoin diminuant, les chevreuils et leurs semblables économisent leur énergie en somnolant toute la journée. Mais il leur faut tout de même manger une bouchée de temps en temps – et ils peuvent alors compter sur l'aide tant des chasseurs que des forestiers, deux parties pourtant irréconciliables. Les forestiers entendent éviter le plus possible que de jeunes arbres ne soient broutés. Car si sa pousse terminale finit dans l'estomac d'un chevreuil, un petit arbre abîmé pourra certes encore devenir grand, mais son tronc sera sans valeur. Il faudra, en effet, qu'une de ses pousses latérales prenne la relève de la pousse terminale broutée, tâche qu'elle ne remplit souvent qu'imparfaitement. Le résultat est un tronc tordu, qui n'empêche certes pas l'arbre de remplir sa mission écologique, mais qui ne suscite que froncements de sourcils à la scierie : comment scier des planches droites dans un morceau de bois tordu ?

Voilà pourquoi les administrations forestières font pression sur les chasseurs pour qu'ils tuent le plus possible de mammifères nuisibles. Et, dans une certaine mesure, cela montre ses effets, comme en témoigne le nombre de chevreuils tués, en augmentation constante depuis plusieurs dizaines d'années. Si sept cent cinquante mille individus de cette espèce de gros gibier, la plus répandue d'Allemagne, ont été tués en 1980[47], ce chiffre est passé à 1,2 million en 2018[48].

Nous faut-il donc craindre pour notre faune ? Les créatures chassées ne vont-elles pas finir par se retrouver sur la liste rouge des espèces menacées d'extinction à cause de cette saignée massive ? Certainement pas, bien au contraire : les effectifs des habitants de la forêt, en particulier les proies des chasseurs, ont considérablement augmenté. Car pour maintenir les animaux quelque part et les voir, on les nourrit d'un bout à l'autre du pays. Comme il est évident pour tout le monde que donner davantage à manger fait croître les populations, cette pratique prend un autre nom.

Le nourrissage des sangliers est ainsi appelé « agrainage ». Ce dernier sert officiellement à appâter les animaux pour mieux les tuer. De petites quantités (pas question de nourrir !) sont suffisantes, soit environ un kilo par emplacement et par jour. Mais comme plusieurs de ces agrainages ont lieu dans chaque domaine de chasse, c'est facilement une tonne de nourriture, voire plus, qui s'entasse chaque année au kilomètre carré. La fédération de chasse écologique (ÖJV) de Rhénanie-Palatinat a estimé cette quantité à plus de 12 kilos par kilo de viande de sanglier – soit bien plus que ce qui est nécessaire en élevage intensif pour produire de la viande[49].

Sans cet agrainage, il ne serait guère possible d'atteindre le nombre d'animaux tués qu'exigent les forestiers et les autorités, mais il permet aussi aux effectifs de gibier de croître sensiblement. Car c'est là une loi d'airain : chaque espèce animale se sert immédiatement de la nourriture disponible en abondance pour se reproduire. Et comme si cela ne suffisait pas, les forestiers participent, eux aussi, indirectement au ravitaillement du gibier. Pardon ? Oui, et j'ai moi-même dû, ces dernières années, revoir ma façon de penser, alors que j'avais longtemps brandi les mêmes arguments que mes collègues. Prisonnier de la routine, j'avançais lourdement à travers bois ou plutôt au milieu d'immenses quantités de nourriture qui, comme pour se faire remarquer, s'accrochaient parfois à mes jambes de pantalon. Il s'agissait de ronces, et ce sont elles qui m'ont fait changer d'avis. Elles sont très nourrissantes pour les chevreuils et les cerfs, et surtout… elles restent vertes l'hiver. Alors que la plupart des plantes de sous-bois concentrent leur énergie dans leurs racines ou, du moins, attendent le printemps défeuillées, la ronce conserve ses feuilles vertes. Elle offre ainsi aux herbivores, précisément durant la saison difficile qu'est l'hiver, une nourriture d'urgence, qui contribue à la survie de grandes populations.

Mais qu'est-ce que les forestiers ont à voir avec les ronces ? Le lien entre les deux, c'est la lumière. Dans une forêt primaire locale, seule la pénombre règne au sol du fait de l'épaisse canopée que forment les vieux hêtres. Rares sont les herbes qui y poussent. Seule la mort d'un géant branchu permet aux rayons du soleil de toucher le sol par la trouée ainsi ouverte, quelques îlots d'autres plantes pouvant alors prospérer quelques années durant. Or la sylviculture et ses abattages réguliers font naître des trouées de ce genre tous les quelques mètres. Par la suite, le sol de la forêt verdit largement, et de magnifiques herbages voient le jour. À cela s'ajoute la ligniculture : des arbres en rang d'oignons, aux racines abîmées lors de leur plantation, manquent de stabilité. L'épicéa notamment est si souvent victime de la tempête qu'une bonne moitié des peuplements finit en surface dénudée. Or une surface dénudée fait une prairie à gibier idéale : sous l'effet des rayons du soleil, bactéries et champignons y décomposent l'humus et libèrent de nombreux nutriments, dont le superengrais qu'est l'azote. La végétation qui pousse là est donc particulièrement riche, comme dans une pâture parfaitement amendée. Tous les grands herbivores se retrouvent donc là pour se remplir la panse.

Ouvrir ainsi le couvert d'un peuplement pour l'exploiter a un impact considérable, comme l'ont montré des étudiants dans mon district. Sur les surfaces dénudées, l'abroutissement des jeunes arbres par les chevreuils et les cerfs était cent vingt fois plus important que dans les vieilles hêtraies voisines. C'est alors que j'ai soudain compris : en effectuant régulièrement des éclaircies, je faisais moi-même en sorte que les populations de gibier ne cessent de croître ! Avant ce déclic, intensifier la chasse et tuer le maximum d'animaux m'avait paru logique. Or en dehors du fait que cela demande beaucoup de travail, le plus souvent, les effectifs de gibier ne baissent pas pour autant. Car les chevrettes réagissent immédiatement à la menace en mettant au monde non pas un mais deux faons, et le rapport des sexes évolue en faveur des femelles : il naît plus de femelles que de mâles, ce qui stimule davantage le taux de reproduction.

Selon moi, la solution idéale consiste aujourd'hui à rendre aux forêts leur caractère naturel. Nos feuillus indigènes résistent mieux à la tempête, et aucune surface dénudée ne leur est attribuable. Moins d'éclaircies, c'est plus de biomasse laissée à la nature, et ce sont des forêts plus saines, qui s'assombrissent en raison du plus grand nombre d'arbres, si bien que la végétation au sol perd du terrain. Et alors ? Alors, on pourrait, à mon avis, largement se passer de la chasse. Nous sommes contre la mise à mort des grands mammifères marins, comme la baleine, alors même que parallèlement se pratique sur terre la chasse aux grands mammifères la plus violente de tous les temps. Rien qu'en Allemagne, ce sont quelque deux millions de chevreuils, de cerfs et de sangliers qui finissent chaque année sous un déluge de plombs[50]. Si on laisse le soin aux arbres de raréfier la nourriture de sorte que les populations de gibier se régulent à nouveau d'elles-mêmes, la chasse deviendra superflue. Quant aux surfaces agricoles, autres sources alimentaires souvent évoquées, il n'en est plus question en période de restriction hivernale puisqu'il n'y a rien dans les champs.

Je trouve qu'essayer en vaudrait la peine, comme dans le canton suisse de Genève. Là-bas, la population s'est prononcée dès les années 1970 contre la chasse. Quand le loup et le lynx font en plus leur travail, alors la plupart des petits feuillus peuvent grandir tout doucement et sans être inquiétés le moins du monde à l'ombre de leur arbre-mère.

Abolir ainsi la chasse induirait un autre changement : celui du comportement des cerfs, des chevreuils et des sangliers. Beaucoup de gens croient que ces espèces sont nocturnes. Or elles ne le sont nullement : c'est juste qu'elles ont peur de s'aventurer de jour dans les prés. Elles savent parfaitement que les bipèdes – nous-mêmes – y voient alors mieux pour tirer et préfèrent par conséquent attendre que notre vision baisse pour sortir. Dans la journée, les animaux restent dans l'épaisseur de la forêt. Là, tenaillés par la faim, ils se jettent sur la progéniture des arbres. Et cela agace les forestiers, qui poussent encore plus les chasseurs à intervenir. C'est un cercle vicieux – et un bien curieux exemple illustrant comment l'influence volontaire d'un seul élément naturel a pour conséquence (ou entraîne) l'influence involontaire de tout le système.

Les champignons et les bactéries que nous traînons sur nos semelles témoignent du fait que nous ne prenons pas encore assez au sérieux les conséquences du commerce et du voyage mondialisés. La gestion du gibier et de la forêt par les chasseurs et les forestiers est, en revanche, d'un autre ordre. En l'occurrence, les uns et les autres pensent qu'ils ont si bien compris les écosystèmes locaux qu'ils peuvent les réguler mieux que la nature elle-même.

J'ai parfois le sentiment qu'il nous manque un peu du respect des temps passés. Quand les arbres et la nature en général influençaient bien davantage notre vie culturelle.

Le culte de l'arbre

NON LOIN DE MON DISTRICT, LE MICHELSBERG SURPLOMBE le paysage. Son sommet vert et arrondi est surmonté d'une petite chapelle blanche. Tout en donnant son caractère pittoresque au site, cette bâtisse marque, dans la région qui m'est chère, l'endroit où les coutumes païennes ont pris fin. Car sur la colline se dressaient jadis des arbres sous lesquels des animaux étaient offerts en sacrifice. Et cette tradition a duré longtemps, très longtemps.

Un jour, alors que je sillonnais à pas lourds une vieille hêtraie, je tombai sur un homme qui semblait chercher quelque chose. Dans l'Eifel, le forestier étant toujours seul dans les bois en semaine, impossible de ne pas remarquer la présence de quelqu'un d'autre. Cet homme avait-il besoin d'aide ? S'était-il perdu ? Je me dirigeai donc vers lui, et le hasard se révéla heureux. Car l'homme, qui était chercheur à l'office des sites archéologiques, put m'en apprendre sur le passé de mon district. Il était justement à la recherche d'une ancienne voie romaine reconquise par la forêt. Il me montra l'endroit où se dessinaient, sous le tapis de feuilles, de vagues traces d'environ deux mille ans d'âge.

« Cette ancienne voie forestière remonte donc vraiment aux Romains ? lui demandai-je.

— Non, ce n'est pas si simple, me répondit le chercheur. Cette voie a bien été utilisée par les Méditerranéens, mais elle avait été tracée par d'autres. »

Et elle menait à une colline sacrificielle, le Michelsberg. Il y a environ dix mille ans, les gens s'y rendaient parce qu'ils vénéraient son sommet planté de vieux arbres. Ce n'est que lorsque la foi chrétienne l'a emporté sur les croyances locales que la colline a changé de destination. Comme partout en terre de mission, le clergé a fait abattre les vieux arbres, et une chapelle a été érigée sur le lieu des sacrifices. Dès lors, toute personne qui gravissait la colline pour s'y adonner aux vieilles coutumes devait obligatoirement se rendre au sanctuaire par la même occasion. Le dernier feu sacrificiel a été allumé vers l'an 800, puis c'en fut fini des rites païens. Enfin, pas tout à fait…

Des vestiges de très anciens cultes de l'arbre subsistent encore. Dans la région de Basilicate, dans le sud de l'Italie, par exemple. Là-bas persiste un culte vieux de plusieurs millénaires, s'il ne date pas de l'âge de la pierre. Bien qu'interdit vers l'an 725, il continua à être célébré avant d'être intégré au christianisme en expansion. Le mariage de deux arbres est au cœur de ce culte. Mais il ne s'agit pas de noces au sens traditionnel du terme puisque cela tourne mal pour les deux géants lors d'une cérémonie compliquée. Le premier dimanche après Pâques, un groupe d'experts se met en marche vers la forêt afin d'y chercher le marié. Il faut que ce soit un chêne grand et droit. Ce jour-là, l'arbre est simplement marqué et, une semaine plus tard, on se met en quête de la mariée, ailleurs. Il faut qu'elle soit d'une essence au feuillage persistant, donc résineuse. Mais un houx peut aussi tenir lieu d'heureuse élue. Son critère de beauté est un somptueux houppier régulier.

Les deux arbres expirent le jour de l'Ascension. Ils sont alors abattus et tirés par des bœufs jusque dans le village, où ils sont mariés lors de la fête de la Pentecôte. Pour ce faire, le houx, si c'en est un, est greffé et attaché sur le tronc du chêne pour donner l'impression qu'ils ne font plus qu'un. Tout se déroule lentement et selon des rites immuables, avec la participation animée de la population (et maintenant aussi des touristes)[51].

Mais des coutumes aux racines semblables existent aussi ailleurs. C'est ainsi qu'on installe dans de nombreuses communes d'Allemagne un « arbre de mai ». Et parfois même plusieurs. Chez moi, dans l'Eifel, et dans la région de Bonn, il y en a une multitude. Ils sont destinés à de jeunes femmes dont les soupirants prennent le chemin de la forêt dans la nuit du 1er mai. Là, ils volent un arbre. Les plus peureux, quant à eux, l'achètent au forestier ou à l'association locale des jeunes célibataires, qui remplit ainsi sa caisse ; l'arbre de tout mauvais payeur est confisqué en catimini par ses membres au petit matin.

La seule essence possible dans la région est le bouleau, qui, en raison de la froidure, n'a alors souvent même pas encore bourgeonné. Il est orné de rubans de papier, puis porté jusque chez la bien-aimée – ou, de nos jours, traîné dans le coffre ouvert de la voiture.

J'ai moi-même apporté quelques-uns de ces bouleaux à ma Miriam, ce qui n'a pas toujours été du goût de mon futur beau-père. Pour ce faire, je me rendais avec mes amis dans la forêt municipale de Sinzig, où, à la lueur d'une lampe de poche, et trébuchant à l'occasion, nous abattions à l'aide de haches émoussées un bouleau bien trop gros. C'est qu'il fallait que cet arbre soit grand, et même le plus grand du voisinage. Et de fait, il dépassait la gouttière du premier étage. Il ne me venait pas à l'esprit que, les jours suivants, l'arbre ne cesserait de la heurter sous l'effet du vent. L'y attacher n'était pas une meilleure idée : la gouttière cabossée et le regard du beau-père qui me rappelait à l'ordre me donnaient mauvaise conscience. Mais en mai de l'année suivante, j'avais de nouveau oublié… et le jeu reprenait de plus belle.

Quel était le sens profond de l'opération ? Les jeunes garçons que nous étions entendaient offrir à leur dulcinée une preuve d'amour qui devait être vue de tout le voisinage. Cette tradition recelait un sens très ancien, dont la coutume actuelle ne s'est guère éloignée. Si l'arbre est mis en place au joli mois de mai, ce n'est pas pour rien. Le nom de ce mois vient des Romains, qui le consacrèrent à Maia, déesse de la fécondité, ce qui nous éclaire sur le sens originel de la tradition.

Éviter de se faire prendre par le forestier corsait l'entreprise. Plus tard, c'est moi qui ai longtemps joué les épouvantails et donné des frissons à quelques jeunes hommes que je traquais dans mon district les jours précédant le 1er mai. C'est que le bouleau est un feuillu majeur, le premier à s'établir sur les vastes surfaces disponibles. J'en ai eu un certain nombre dans ma forêt après le passage des tempêtes Vivian et Wiebke, en 1990, qui avaient fait tomber des dizaines de milliers d'épicéas : sur les sols nus, ce sont des graines de bouleau qui ont germé les premières. Alors que nombre de mes collègues ne voyaient là que de mauvaises herbes, je me félicitais de ce reboisement gratuit, ne voulant plus, déjà à ce moment-là, entendre parler de résineux. Quinze ans plus tard, une multitude de jolis bosquets de bouleaux bruissaient dans le vent. Ils étaient parfaits… parfaits pour faire des arbres de mai.

Évidemment, je me souvenais de ma jeunesse et me forçais à faire le compromis suivant : je ne contrôlais pas les jeunes des villages de mon district, qui pouvaient se livrer la nuit à la chasse au bouleau sans être dérangés. Ceux des villages voisins, en revanche, devaient me demander la permission et s'acquitter d'une petite taxe de dix euros.

En regardant ce qu'il se passe dans d'autres pays, nous nous apercevons que de vieux cultes de l'arbre n'existent pas qu'en Allemagne et en Italie. En voici un exemple : sur l'île de Chypre se trouve, devant les catacombes d'Agia Solomoni, un pistachier orné d'une multitude de bandes de tissu. Selon la croyance, ces bouts d'étoffe que l'on noue à l'arbre aident à guérir les maladies des yeux[52].

En Irlande, en Écosse et en Cornouailles, pays de langue celte, existent ce que l'on appelle les *« clootie wells »*. Il s'agit, en l'occurrence, de sources à côté desquelles se trouve un arbre. Comme à Chypre, on y attache des bandes de tissu. La cérémonie est censée aider à surmonter la maladie[53], raison pour laquelle les arbres sont parfois aussi appelés *« wishtrees »*.

Dans l'espace chrétien, les « feux de Pâques » sont très répandus. Ce sont les dernières reliques de cultes germaniques qui, outre la vénération de l'arbre, comportaient aussi ce genre de feu. Ils ont simplement été repris lors de l'évangélisation, puis intégrés aux rites précédant la fête de Pâques. Chaque fois, ces feux font flamboyer à nouveau l'ancienne religion naturelle germanique.

Si nous aspirons aujourd'hui à nous relier davantage à la nature, voire si nous éprouvons la nostalgie des religions naturelles, le rationalisme scientifique de ces dernières décennies laisse néanmoins en nous sa profonde empreinte.

En témoigne en particulier la diminution du nombre de fidèles dans les grandes religions. Pour se rapprocher quand même de la nature, il peut être utile de se tourner vers la philosophie. Et comme je n'entends moi-même pas grand-chose à cette discipline, une conversation avec un expert s'imposait.

Quand tombe la frontière entre l'animal et le végétal

EN 2018, LE QUOTIDIEN *SÜDDEUTSCHE ZEITUNG* ME demanda s'il me plairait de dialoguer avec le philosophe Emanuele Coccia, qui avait écrit un livre sur les plantes. Comme j'échange volontiers avec des spécialistes de toutes disciplines, j'acceptai avec plaisir. Bien m'en a pris ! Car Coccia m'a permis de poser sur les arbres un nouveau regard, qui m'a conforté à bien des égards, tout en me laissant encore plus songeur.

Afin de préparer notre échange, son éditeur me fit parvenir son livre *La Vie des plantes**, que j'ai trouvé très instructif. Il bouleverse complètement notre vision du monde animé, les plantes se retrouvant tout en haut, et nous tout en bas. La question m'avait moi-même beaucoup préoccupé : un palmarès naturel, un classement en fonction de l'importance, voire de la supériorité, me semblait dépassé, car il trouble notre vision de la nature et fait apparaître toutes les espèces qui nous entourent comme plus primitives que nous et, d'une certaine façon, inachevées. Que l'homme

* Payot & Rivages, 2016.

soit toujours présenté comme le couronnement de la création, que le règne animal se divise en créatures supérieures et inférieures et que les plantes se retrouvent à jamais en queue de peloton me déconcertait depuis longtemps déjà.

Discuter avec Emanuele fut donc d'autant plus rafraîchissant pour moi. Petit et barbu, il est arrivé dans notre académie forestière accompagné d'un journaliste et d'un photographe du *Süddeutsche Zeitung*. Avec son costume bleu et sa cravate à carreaux de la même couleur, il n'était absolument pas équipé pour l'extérieur, alors que nous étions convenus d'aller en forêt. Mais Coccia est un anticonformiste invétéré, ce qu'il démontre volontiers par sa manière de s'habiller. Soit dit en passant, il parle couramment allemand car il a étudié et travaillé à Fribourg-en-Brisgau.

Après un premier café, nous en sommes rapidement venus à parler des arbres et des végétaux en général. Coccia était d'avis que notre ordre biologique était sans fondement scientifique, fortement imprégné de théologie et dominé par l'idée d'un homme tout-puissant qui devait s'assujettir l'environnement.

« À cela, me dit-il, s'ajoute le besoin persistant depuis des siècles de tout classer. Le résultat est un palmarès, dans lequel l'homme est en haut, les animaux, au milieu et les plantes, tout en bas. »

Je l'écoutais, captivé, ne pouvant que me rallier à lui. « Je préférerais, lui dis-je, que la science crée des catégories parallèles. Cela permettrait aussi de ranger, de classer, mais sans jugement de valeur. »

Il fut immédiatement d'accord avec moi : « La manière actuelle d'organiser le monde animé n'est pas scientifique. Il s'agit plutôt d'une hiérarchie déterminée par l'histoire culturelle et la religion. À mes yeux, la frontière stricte entre l'animal et le végétal n'existe pas, puisque même les plantes peuvent ressentir quelque chose et le manifester. » Il n'est pas le seul à le penser, comme nous allons le voir bientôt.

Toutefois, accepter des découvertes sur la faculté qu'ont les plantes de ressentir, abolir une hiérarchie qualitative ne se heurte pas seulement à la résistance des cercles scientifiques les plus conservateurs ; cela crée aussi de nouveaux problèmes d'ordre émotionnel. Car alors surgit la question suivante : « Mais alors, qu'est-ce qu'on va manger ? » Et les amateurs de viande ne peuvent s'empêcher de lancer des piques aux véganes, qui, en l'état actuel des connaissances, infligent également de la souffrance avec leur nourriture exclusivement végétale. Mais nous sommes là dans le domaine de la morale, qui est, selon Coccia, la plus grande ennemie de la science. La recherche fondamentale s'en tient à constater sans poser de jugement de valeur. C'est ensuite au politique de s'exprimer, ce qu'il fait depuis plusieurs décennies en discutant des conditions d'élevage.

Mais apparemment, beaucoup ont encore très peur des conséquences de ces observations sur leur propre vision du monde. C'est ainsi que les découvertes actuelles sur les plantes et leurs facultés sont souvent disqualifiées pour cause d'ésotérisme.

En fin de compte, c'est précisément cela qui rend difficile une véritable approche des arbres et de la forêt : cette petite voix dans notre tête qui s'élève chaque fois que quelque chose nous semble ésotérique. Au départ, mon livre *La Vie secrète des arbres** a d'ailleurs été rangé au rayon correspondant par les libraires, alors qu'il n'est basé que sur des faits. C'est mon style qui n'était pas considéré comme

* Les Arènes, 2017.

scientifique. L'émotion y est aussi trop présente aux yeux de certains experts forestiers, pour qui le livre manque par conséquent de sérieux. Heureusement, cette barrière intellectuelle se lève peu à peu, ce dont témoignent les efforts réalisés par de nombreuses universités. De plus en plus de personnes y sont chargées de traduire les résultats des recherches en une langue que le profane puisse comprendre, pour communiquer dans la presse, par exemple. Ceux qui donnent pour la recherche peuvent ainsi avoir accès aux résultats. Pour autant, ce processus est hésitant, des découvertes déplaisantes étant volontiers discréditées pour cause d'ésotérisme.

Il me semble ici pertinent d'éclaircir ce que recouvre vraiment la notion d'ésotérisme. Selon le dictionnaire, il s'agit d'un mouvement, d'un courant idéologique qui, s'appuyant sur des doctrines et des pratiques occultes, anthroposophiques, métaphysiques, etc., a pour objet la connaissance et la réalisation de soi. Il arrive aussi que l'on qualifie l'ésotérisme de spiritualité non religieuse.

Tenons-nous-en à la première définition et examinons ses différents termes. L'occultisme traite de phénomènes suprasensibles, et on l'utilise parfois comme quasi-synonyme de l'ésotérisme. C'est là une erreur classique en matière de définition : expliquer une notion à l'aide d'un synonyme ne constitue pas une explication, si bien que nous pouvons déjà exclure de notre définition les doctrines occultes. Et la notion d'anthroposophie ? Elle ne convient pas davantage, car elle aussi présente une composante suprasensible majeure quant à l'homme et à son évolution. Il nous reste encore la métaphysique. Là encore, nous sommes dans le domaine de l'indémontrable, de ce que l'on ne peut saisir par les sens – autrement dit du suprasensible. Certes, la métaphysique traite plutôt des questions philosophiques (telles que : Dieu existe-t-il ? Qui a créé l'Univers ?), mais cette notion ne nous apporte pas grand-chose quand il s'agit d'expliquer l'ésotérisme. Reste alors l'impression nébuleuse d'un suprasensible d'ordre spirituel, ce qui, à l'époque où l'on vit, est plutôt un gros mot. Or ce gros mot est pourtant utilisé précisément dans le domaine de la recherche conventionnelle, qui, par définition, est l'exact opposé de l'ésotérisme. La recherche, en effet, essaie de prouver et pas seulement d'affirmer. Mais quand une recherche révolutionnaire fissure de chers édifices intellectuels, il est tentant de la critiquer en la taxant d'ésotérisme.

La notion d'ésotérisme permet de dénigrer bien des choses que nous ne pouvons encore concevoir. Or ces choses sont nombreuses, notamment en ce qui concerne les plantes. S'il y a quelqu'un qui les conçoit fort bien, c'est František Baluška, le professeur que j'ai cité dans un précédent chapitre. En octobre 2018, le moment était venu de lui rendre visite à Bonn, où il travaille. La botanique telle qu'il l'entend me semblait passionnante : des laboratoires bien équipés, des plantes partout, surveillées à l'aide de luxueux appareillages. Je voulais absolument voir ça !

Par un après-midi ensoleillé, je garai ma voiture devant son institut. Un ascenseur à l'odeur de renfermé me transporta jusqu'au quatrième étage. De là, je devais (selon l'e-mail de Baluška) accéder à son bureau en empruntant un escalier de bois situé à droite de l'ascenseur. Le couloir devant moi menait à des salles typiques de ce genre d'institut, toutes du même gris, tandis qu'à ma droite l'escalier menait à un coin isolé du grand ensemble de bâtiments. Sur le petit palier, František Baluška me salua avec un fort accent slovaque. Il me conduisit jusqu'à la salle de réunion, où nous nous sommes assis l'un à côté de l'autre à une immense table ronde. J'étais très impatient. J'avais cité ses travaux dans mon livre sur les arbres et, lors de conférences, je mentionnais régulièrement ses recherches révolutionnaires. Leurs résultats avaient l'air tellement fantastiques que, parfois, je ne savais plus trop si je les interprétais correctement en les traduisant dans la langue de tous les jours. Mais Baluška me rassura immédiatement.

Une des premières questions que nous abordâmes fut la douleur ressentie par les plantes. « Mes collègues forestiers lèvent les yeux au ciel, dis-je, quand je raconte qu'être attaqués par des scolytes fait mal aux épicéas.

— Bien sûr, une plante, des arbres peuvent ressentir la douleur, me répondit le professeur. Tout organisme doit en être capable pour être en mesure de réagir comme il faut ! »

Il m'expliqua que l'on trouve des indices correspondants y compris au niveau cellulaire. « Comme les animaux, les plantes produisent des substances qui peuvent inhiber la douleur. Or à quoi serviraient-elles s'il n'y avait pas de douleur ? »

Et il me réserva bien d'autres découvertes encore ! En Amérique du Sud pousse une plante grimpante qui s'adapte à l'arbre ou à l'arbrisseau le long duquel elle s'élève. Ses feuilles ont toujours exactement la même apparence que celles de son support végétal. On pourrait se dire que c'est peut-être l'œuvre de la chimie : la plante grimpante capterait les substances odorantes émises par son support, puis changerait la forme de ses feuilles sous l'effet d'une programmation génétique. Trois formes différentes de feuilles étaient déjà connues lorsqu'un chercheur a eu l'idée de fabriquer une plante avec des feuilles en plastique et d'installer notre caméléon végétal dessus. Et voyez-vous cela : il a imité aussi cette forme de feuille ! Pour František

Baluška, c'est là la preuve évidente que cette plante est capable de voir : « Sinon, comment pourrait-elle prendre connaissance d'une forme qu'elle ne connaît absolument pas ? »

Les transmetteurs chimiques émis par le support végétal ou les signaux électriques échangés par les deux plantes, que l'on tient habituellement pour responsables, sont exclus dans le cas présent. Et Baluška va encore plus loin : selon lui, il est concevable que tous les végétaux voient.

En ce qui concerne les arbres, j'avais jusqu'alors simplement remarqué qu'ils distinguent la clarté de l'obscurité. Chez le bouleau et le chêne, des habitudes de sommeil sont observées par les chercheurs ; quant au hêtre, il peut mesurer la longueur des journées. Or tout cela requiert des récepteurs à la lumière, qui transmettent leurs signaux à l'arbre et poussent tout son organisme à agir. Mais on est là encore bien loin d'une vision consistant à distinguer des formes ou des couleurs. Alors quand Baluška m'a parlé de plantes qui en sont capables et changent de comportement en conséquence, j'ai trouvé cela sensationnel !

Le professeur me signala ensuite des travaux de recherche consacrés à l'étude de la cuticule, la couche supérieure des feuilles. « Cette pellicule est complètement transparente chez la plupart des végétaux, précisa-t-il, ce qui n'a aucun sens tant qu'il ne s'agit que d'accumuler de la lumière pour produire du sucre. Car il faudrait alors que la cuticule soit pourvue de chloroplastes, les organes assurant la photosynthèse, puisque c'est sur elle principalement que donne la lumière du soleil. »

Dans les couches inférieures de la feuille, le rendement est logiquement déjà un peu plus faible. Or la cuticule est transparente, autant dire qu'elle gaspille la lumière, mais ce n'est pas tout… Chez certaines plantes, elle est lenticulée, si bien qu'elle focalise cette lumière – et fonctionne donc comme notre cristallin. Focaliser la lumière pour la seule photosynthèse ne me semble pas logique : la cuticule pourrait à cette fin simplement laisser passer les rayons. Les attirer en un point n'apporte rien de plus – si ce n'est que la lumière donne de manière plus concentrée, plus focalisée.

La feuille serait le pendant de l'œil ? C'est là une idée à laquelle il faut s'habituer, d'autant que l'arbre se débarrasse régulièrement de ses « yeux » quand il se défeuille à l'automne. Les feuilles sont-elles par conséquent des yeux jetables ? Ce serait bien cela en quelque sorte, et leur durée d'utilisation d'environ six mois dans les conditions climatiques européennes est même relativement longue comparée à celle observée chez certaines espèces animales. Les mouches, par exemple, n'utilisent leurs yeux guère plus d'un mois, tout simplement parce que cela correspond à leur durée de vie. Quant aux éphémères, après être passés du stade de larves à celui d'insectes ailés, ils ne se servent parfois même pas une journée de leur appareil visuel. Et pourtant ils ont de vrais yeux !

Chez les arbres s'ajoute le fait que les cellules des feuilles, une fois en place, durent toute la période végétative et vivent donc longtemps en comparaison. Dans nos yeux en revanche, un renouvellement partiel se produit en permanence : dans l'épithélium de notre cornée, par exemple, les cellules se renouvellent complètement toutes les semaines[54].

« Le fait que les végétaux ressentent de la douleur, et maintenant l'hypothèse selon laquelle ils pourraient même voir… Voilà qui devrait mettre en ébullition l'ensemble de la communauté scientifique, non ? » L'ambiance se refroidit un peu quand je posai la question. « Je pensais que la neurobiologie végétale était une branche de la science en plein essor », poursuivis-je.

Mais le professeur Baluška secoua la tête : « L'Allemagne a été en pointe dans cette branche. Mais aujourd'hui, il ne reste plus guère de crédits pour poursuivre les recherches. » Il ajouta qu'en dehors de lui il n'y avait pratiquement personne pour se pencher sur le sujet. Si bien que cette branche de la science pourrait, selon lui, tomber dans l'oubli pour la seconde fois. La première, ce fut à l'époque de Darwin.

Charles Darwin avait examiné des racines et avait alors déjà postulé que leurs extrémités pourraient fonctionner comme le cerveau d'animaux simplement constitués. Les racines pourvues de « petits cerveaux » ? La frontière stricte entre l'animal et le végétal aurait donc déjà pu tomber. En théorie. Car la recherche a été gelée pendant un siècle, avant de prendre un autre coup dont elle ne s'est toujours pas remise.

Ce coup a revêtu la forme d'un livre plein de bonnes intentions publié pour la première fois en 1973. Ses auteurs sont Peter Tompkins et Christopher Bird, et il s'intitule *La Vie secrète des plantes**. Ce livre, outre les faits avérés, présente aussi des expériences non reproductibles, qui tombent dans l'ésotérisme (qu'est-ce que c'était déjà ?). Quoi qu'on pense de ce livre, le fait est que la recherche consacrée aux stimuli et aux informations traités par les plantes s'est marginalisée après sa parution. Mais en attribuer toute la responsabilité au livre serait aller trop vite en besogne. D'une part, les chercheurs n'auraient pas dû se laisser impressionner par cet ouvrage, qui ne présente

* Guy Trédaniel, 2018.

qu'un point de vue parmi bien d'autres. D'autre part, la corporation scientifique semble n'avoir attendu que cela pour enfin scier cette embarrassante branche de la connaissance.

Mais il y a encore un tout autre problème, comme me l'expliqua František Baluška : « Toutes les études portant sur les nerfs, le cerveau et des phénomènes tels que la douleur ont d'abord été réalisées sur l'homme. Tous les concepts essentiels de la biologie ont ainsi été accaparés. Et ces définitions ne pouvaient être transposées de manière scientifiquement correcte aux plantes qui présentaient des structures et des processus similaires. La neurobiologie est donc réservée aux animaux, et c'est pourquoi la revue correspondante consacrée à la botanique s'appelle *Plant Signaling and Behavior* (« Signaux et comportements des plantes »), et non, par exemple, *Plant Neuroscience* (« Neurosciences des plantes »). »

Il me vint immédiatement à l'esprit que l'on devrait associer davantage la biologie et la philosophie. Car ce que pense Emanuele Coccia à ce sujet rejoint ce que dit Baluška.

Il est long le chemin qui mène a une plus grande harmonie du vivant tout entier ; nous le voyons et l'entendons tous les jours. Car notre langue elle-même exprime combien nous distinguons les végétaux des animaux. Le sens que nous donnons à la protection animale est clair : il s'agit de tout ce qui contribue à faire prévaloir les besoins des animaux, tant juridiquement que concrètement. L'élevage intensif n'en fait certainement pas partie, pas plus que les médicaments rendus nécessaires par l'exiguïté des bâtiments et la multitude d'animaux qui y sont détenus.

Mais pour les plantes, protéger prend une tout autre signification. On entend par protection des plantes, en agriculture conventionnelle, les efforts visant à écarter tout dommage et toute perte dus à la végétation concurrente, aux insectes ou aux champignons, et cela à grand renfort de moyens chimiques. Le glyphosate est l'une de ces armes miracles qui ne servent qu'à tuer des plantes.

L'abattage des arbres est un autre exemple. Un petit exercice d'imagination va nous montrer à quel point il a été faussé dans nos forêts. Que diriez-vous si les bouchers se présentaient dorénavant comme des soigneurs animaliers ? Dès lors, ils justifieraient les prélèvements constants effectués à l'intérieur de chaque bâtiment d'élevage par le souci de faire plus de place aux cochons et aux bovins survivants. Ces animaux se développeraient alors dans un meilleur respect de leurs besoins et seraient sans cesse rajeunis, ce qui aurait un effet positif sur leur santé. Curieux, non ?

Je dirais plutôt que les bouchers pourraient s'inspirer un peu plus des forestiers en matière de relations publiques. En effet, les arbres suscitent presque autant de sympathie que les grands mammifères, tels que l'éléphant. La plupart d'entre nous souhaitent que les uns et les autres soient traités avec une extrême attention et en protéger le plus possible. Par conséquent, faire preuve d'insensibilité à l'égard de ces deux créatures est considéré comme un crime – ce qui conduit, en ce qui concerne les arbres, à minimiser dans les termes de violentes interventions. Les éclaircies, par exemple, lors desquelles jusqu'à 20 % des arbres d'un même peuplement sont abattus (ou, disons-le franchement, mis à mort) puis ouvrés, sont qualifiées par les forestiers de travaux d'entretien. La place ainsi faite profiterait aux arbres restants. Or ces arbres n'ont pas besoin de plus de place mais d'une communauté qui fonctionne.

Disons tout de même, pour sauver l'honneur des forestiers, qu'ils produisent le bois que nous tous voulons consommer, sous forme de papier pour ce livre, par exemple. Et pour cela, il faut que des arbres meurent, ce que nul ou presque ne souhaite. Ce phénomène est qualifié par les forestiers de «paradoxe de l'abattoir» (et ils se comparent alors bel et bien aux bouchers) : beaucoup de gens se régalent d'une côte de porc, mais personne n'apprécie d'être confronté à la souffrance du cochon que l'on abat. Ce que les forestiers n'ont toutefois pas encore compris, c'est qu'ils s'inscrivent dans la même logique en procédant comme ils le font. Ce dont l'administration forestière a besoin, c'est d'une nouvelle compréhension de la nature. Ce n'est qu'après avoir admis qu'il s'agit pour elle d'exploiter et non de préserver la nature qu'une véritable discussion franche peut avoir lieu sur le bois et la forêt.

Il n'y a pas d'exploitation de la forêt ou plus généralement de la nature sans destruction ; la question est simplement de savoir combien nous entendons en demander à notre écosystème. C'est là une question difficile, qui a beaucoup à voir avec le renoncement : moins nous utilisons de bois, plus il est possible de protéger la forêt.

Je gère moi-même une forêt avec l'équipe de l'académie forestière que j'ai créée, et là aussi, oui, nous faisons abattre des arbres. Et je sais maintenant que c'est pour le bénéfice non pas de la nature mais de l'homme que nous le faisons. La règle ne peut donc être que la suivante : déranger le moins possible et n'intervenir qu'en cas d'urgence dans les processus naturels. Ce qui signifie concrètement : ne plus rien planter mais faire avec ce qui pousse là naturellement.

Dans notre région, il s'agit de feuillus, tels que le chêne et le hêtre, auxquels se mêlent quelques autres essences, comme le charme et l'érable. Les coupes à blanc et l'usage d'insecticides sont proscrits, et nous préférons les chevaux aux grosses machines. Les arbres peuvent vieillir sans être dérangés dans des réserves qui représentent au moins 10 % de la surface totale... et pourtant : même en m'en tenant à ces principes, je n'entretiens toujours pas la forêt, je produis du bois.

Plus je songe à ce qui distingue la sylviculture conventionnelle des écosystèmes forestiers authentiques, plus j'en arrive à la conclusion que ces différences reposent sur un grand malentendu. Les forestiers conventionnels pensent pourtant qu'ils protègent l'écosystème et que leur gestion reproduit les processus naturels ou les abrège tout au plus. Or la compréhension de cet écosystème se fonde sur une autre philosophie des processus naturels, en bref sur une autre définition de l'évolution. Et cette définition remonte à Charles Darwin et à ses collègues, qui ont forgé le concept de *« survival of the fittest »* (« survie du plus apte »), souvent compris à tort comme « la loi du plus fort ». On n'entend pas par là que tout le monde se bat contre tout le monde jusqu'à ce que le plus fort s'impose. Non, il n'est question que de la possibilité de bien se débrouiller dans son environnement et de réussir à s'y reproduire. C'est là une tout autre chose, qui signifie par exemple que des communautés peuvent, elles aussi, prospérer dans la nature. En dehors des arbres et des loups, notre propre espèce est la première à en apporter la preuve. La bonne traduction de la définition anglaise est par conséquent la « survie du mieux adapté » (de l'anglais *to fit* : « adapter à », sans référence à la forme physique et donc à la force auxquelles renvoie l'adjectif *fit*), c'est-à-dire la survie de l'espèce qui s'en sort le mieux dans les conditions de son temps. Sinon, l'évolution impliquerait que s'imposent des espèces toujours plus fortes et, éventuellement aussi, toujours plus agressives. De plus, cette dernière lecture supposerait que les espèces antérieures aient été insuffisamment développées – alors qu'en réalité elles étaient parfaitement adaptées à leurs conditions. Parce que la nature change sans cesse, que les continents se déplacent et que le climat fluctue, le fait que des espèces apparaissent et disparaissent n'est pas une évolution au sens d'amélioration mais simplement au sens d'adaptation à de nouvelles conditions environnementales.

Ma compréhension des choses était autrefois bien différente : je pensais que les espèces ne cessaient de se développer de plus en plus parfaitement… jusqu'à la nôtre. Cette compréhension dépassée impliquait logiquement que l'homme fût le couronnement de la création. D'un point de vue scientifique, cette conclusion est pourtant fausse ; seules la culture et la religion expliquent la valeur qui lui a été accordée. Elle nous induit complètement en erreur pour ce qui est des arbres.

Pour de nombreux forestiers, les arbres ne luttent pas seulement entre essences différentes : ceux d'une même essence se battent aussi entre eux pour la lumière, l'eau et les nutriments. Selon eux, dans les forêts exploitées, ils interviennent dans ce combat qui a également lieu dans les forêts que l'homme ne trouble pas. On pourrait dire qu'ils se considèrent comme des arbitres. Je les ai souvent entendus prétendre que nos forêts locales ne pourraient pas survivre sans eux. Ce à quoi il convient de répondre : les arbres existent depuis plus de trois cents millions d'années, *Homo sapiens*, depuis trois cent mille ans… et la foresterie, depuis trois cents ans seulement. La plupart du temps, les forêts se sont de toute évidence parfaitement passées de l'arbitrage de l'homme – d'autant qu'elles ne se disputent pas le moins du monde.

Et je reviens là à Emanuele Coccia. Il déplore qu'un siècle durant nous n'ayons vu dans la nature qu'une grande guerre dans laquelle tous se battaient les uns contre les autres. « La nature n'a pourtant rien à voir avec la guerre, dit-il. Elle est au contraire empreinte de solidarité. »

Je n'ai rien à ajouter.

La langue de la forêt

NOTRE INTENSE RELATION À LA FORÊT SE REFLÈTE DANS notre langue. Un premier lien est révélé par le livre que vous avez justement entre les mains. Je n'entends pas par là ce texte en particulier mais le mot qui désigne l'objet, le livre (« *Buch* », en allemand). Car en remontant aux origines du terme, on tombe sur les frères Grimm*. Dans leur imposant dictionnaire allemand paru en 1860, on apprend que les anciens Germains, bien avant l'invention du papier, gravaient déjà des signes sur des planches de bois. Et comme ces dernières étaient souvent en hêtre, le nom de ces tablettes serait passé de l'essence (hêtre/*Buche*) à l'objet qu'est le livre/*das Buch*.

Mais il se peut que ce terme soit bien plus ancien encore et remonte au temps où l'on sculptait des runes sur des bâtons/*Stäbe* en bois de hêtre/*Buche*. Sur des bâtons en bois de hêtre ? Nous voilà rendus aux caractères/*Buchstaben* en allemand, dont l'étymologie devient encore plus facile à comprendre. Même si rien n'est prouvé d'une manière

* Jacob et Wilhelm Grimm collectèrent des contes mais rédigèrent également un dictionnaire historique de la langue allemande en leur qualité de linguistes et de philologues. (NdT.)

absolument certaine, il me plaît à penser que chaque livre nous ramène historiquement à la forêt.

Cette référence historique existe d'ailleurs en français et dans les langues latines, puisque les premiers écrits avaient pour support le *liber*, ce tissu végétal situé entre le bois et l'écorce, ce qui a donné naissance aux mots « livre » et *« libro »* en italien, en espagnol et en portugais. L'argot « bouquin » vient quant à lui du néerlandais *boec*, c'est-à-dire « livre », suivant le même parcours qu'en allemand : le hêtre (*beuk* en néerlandais) donnant naissance à *boec*.

Alors que le mot «*Buch*» ne diffère en allemand qu'à une lettre près de l'essence (hêtre/*Buche*), l'origine d'autres mots est autrement plus difficile à découvrir, comme c'est le cas pour la notion de fidélité/*Treue*, qui vient des arbres, et plus précisément du chêne. Le bois de chêne est dur, il résiste aux effets du temps, comme, dans le meilleur des cas, la relation humaine. Le mot d'origine, issu de l'indo-germanique, était *dreu* ou *dru* et signifiait « chêne ». On le retrouve modifié en anglais, où il veut dire « vrai » *(true)*, et apparaît même dans des mots tels que *Truhe* (« coffre »), soit la solide caisse de bois, où l'on conservait des choses importantes[55].

La référence à la forêt est plus évidente dans certaines expressions. La feuille du tremble, par exemple, est accrochée par un pétiole tordu, de telle sorte qu'elle commence à trembler au moindre souffle de vent. Il est possible qu'elle soit ainsi mieux exposée à la lumière et puisse produire plus de sucre ; toujours est-il qu'aucune autre essence ne réagit au vent de cette façon. Et quand on observe la feuille du tremble, l'expression « trembler comme une feuille » prend tout son sens.

D'anciens noms de lieux témoignent, quant à eux, de notre enracinement dans la forêt – ou plutôt de notre déracinement. Car nos premières cités ont grignoté la forêt, qui a fait place à des bâtiments et à des terres cultivées. Jusqu'au milieu du VIIIe siècle, le cœur de l'Europe était encore boisé à 90 % et couvert de forêts primaires. Aucune forme de sylviculture n'existait encore faute de nécessité, la densité de population étant faible et les forêts, presque infinies. La surface agricole, en revanche, était une denrée rare qu'il fallait arracher à la forêt. Les arbres mais aussi leurs racines s'y opposaient. Il fallait donc déterrer chacune d'elles, puis les sortir de là avec un attelage de bœufs. Sans ces travaux, toutes les charrues seraient restées accrochées au bout de quelques mètres. Ne nous étonnons pas, par conséquent, que nos ancêtres aient voulu évoquer cette mise en culture quand ils ont baptisé leurs cités.

C'est ainsi que l'on retrouve le mode de déboisement dans certains noms de lieux. Quand on se contentait d'abattre ou de brûler les arbres sans éliminer leurs racines, on utilisait alors dans la région des Alpes le verbe *schwenden*. Cette méthode ne convenait pas pour l'agriculture mais suffisait pour créer des pâturages, la culture du sol n'y étant pas prévue. Et *schwenden* se retrouve soit sous forme de nom de lieu à part entière dans le Bade-Wurtemberg et en Bavière, par exemple, soit sous forme de simple suffixe, comme dans *Herrenschwand* ou *Untergschwandt*. Mais il fut plus fréquent d'immortaliser un déboisement *(Rodung)* complet dans un nom. Des formes modifiées se retrouvent dans Bayreuth, mais aussi dans Stockum, qui fait allusion à la souche *(Stock)* qui restait après l'abattage. En France, quelle région n'a pas son village baptisé Les Essarts ou Les Essards ? Issu du verbe *essarter* (« défricher »), ce nom de lieu évoque la terre boisée qui s'étendait là avant le Moyen Âge.

Pour ce qui est des concepts plus récents en lien avec la nature, la science académique s'est imposée. Exit l'émotion : vive la description technique ! C'est ainsi que l'on qualifie les effets du merveilleux réseau du vivant de « services écosystémiques », ce qui évoque moins le paradis qu'un catalogue de prestations professionnelles. Voilà qui nous ramène directement à ma discussion avec Emanuele Coccia. Toutes les créatures sont au service de l'homme, elles doivent réaliser certaines choses et obéir à cette hiérarchie, déplorions-nous. Leur protection a ainsi pour seul objet de préserver notre bien-être.

Même si vous voyez les choses autrement, vous ne pouvez guère vous opposer aux émotions que les mots provoquent inconsciemment en vous. Le journaliste George Monbiot a très joliment décrit ce phénomène dans un article. Si Moïse, écrit-il, avait promis aux Hébreux une terre dans laquelle couleraient non pas le lait et le miel mais des excrétions de mammifères et des vomissures d'insectes, l'auraient-ils suivi ? Monbiot plaide pour une autre langue, d'autres termes qui nous touchent, afin que les choses bougent enfin davantage en matière de protection de l'environnement[56].

Une situation typique, dont abusent largement les lobbyistes dans les débats actuels, concerne les parcs naturels. On parle en langage officiel de « désaffecter » les forêts choisies pour devenir des parcs naturels. Or que nous évoque ce mot sinon quelque chose dont nous n'avons plus besoin, tel un parc automobile désaffecté ? Est désaffecté ce qui n'est plus affecté à un usage déterminé, et surtout : c'est une chose. Une forêt, quant à elle, en tant qu'organisme vivant, ne peut être désaffectée, en particulier par l'homme. Ce dont il est effectivement question est clair pour la raison : il n'est plus permis d'y abattre des arbres. Ce qui est mis à l'arrêt, ce sont les tronçonneuses et les lourdes machines qui servent à récolter le bois. Mais les hommes que nous sommes sont les bienvenus dans cette forêt pour y jouir de l'authenticité renaissante. On y observe un nombre bien plus important de mammifères, d'oiseaux et d'insectes que dans les tristes plantations – et nombre d'entre eux se font généreusement entendre. Contrairement à un parc automobile, un parc naturel dont la forêt est « désaffectée » voit croître son activité.

Quels termes devrions-nous donc plutôt employer ? Espace protégé ? Un espace qui doit être protégé… mais de qui ? La réponse est claire : de nous. Cette protection suggère que c'est à nous qu'on interdit l'accès (alors que ce n'est qu'à une catégorie professionnelle). La mauvaise conscience est toujours latente ; or sa persistance n'est pas bénéfique. Ce n'est pas sans raison si de nombreuses associations de protection de l'environnement ont reconnu que l'alarmisme et les incessantes nouvelles désastreuses ne nous aident pas toujours à revoir notre façon de penser et ne font parfois que nous fatiguer.

Ma proposition : il faudrait tout bonnement appeler « forêts » les forêts sauvages. Ce n'est pas forcément un progrès, mais cette proposition est en deux parties : tout le reste devrait donc à l'avenir être renommé et porter l'étiquette de « plantation ». Dans d'autres pays, cela ne nous pose aucun problème : les palmiers à huile de Bornéo, les eucalyptus du Portugal et du Brésil sont évidemment des plantations. Mais chez nous, on qualifie de forêts les tristes plantations d'arbres de même âge, souvent d'essences non indigènes. Notre administration forestière craint le terme de plantation, comme le diable, l'eau bénite. En user révélerait au profane combien la nature authentique est rare autour de nous. Alors, pour que cela passe inaperçu, toute surface couverte d'arbres est appelée « forêt » parce que ce terme a une connotation très positive.

D'autres termes sont, eux aussi, évités. Lorsqu'en conférence je compare les forestiers aux bouchers, je récolte l'indignation, du moins de la part de mes collègues. Or qu'est-ce qui distingue l'abattage pratiqué par les premiers de celui auquel se livrent les seconds, sinon que ce n'est pas un arbre qui est mis à mort mais un animal ? Quand l'état actuel de la recherche nous apprend que les hêtres et les chênes peuvent, eux aussi, ressentir la douleur, employer les termes en usage dans le règne animal serait bel et bien pertinent.

Cette dissimulation du caractère brutal de la réalité s'est insinuée jusque sous nos toits. Le bois n'est-il pas un morceau de nature ? Ne vit-il et ne respire-t-il pas même après avoir été façonné ? Par conséquent, ne lui offrons-nous pas une seconde chance, une sorte de renaissance sous forme de salon ou de table ? Le bois façonné est on ne peut plus mort : il ne fait qu'absorber l'humidité de l'air et la restituer – une qualité que possèdent d'ailleurs aussi les pots en terre cuite, le torchis et les briques. Comprenons-nous bien : les objets en bois sont beaux et nous rappellent tous les jours de quel écosystème nous dépendons. Mais l'enthousiasme avec lequel les produits en bois sont présentés va à l'encontre de l'état actuel des connaissances et ne facilite pas la discussion avec l'industrie forestière.

Nul besoin par conséquent de créer de nouveaux mots : plus d'honnêteté suffira. Et si les gens veulent continuer à aller en forêt, dans de vraies forêts, mais ne voient plus autour d'eux que des plantations exploitées par des machines, alors peut-être s'engageront-ils davantage en faveur d'un plus grand nombre de parcs naturels, afin de trouver une nature authentique, y compris à leur porte. Réussir à passer de deux malheureux pour cent en Allemagne à quinze pour cent ou plus de la surface totale réservés à ces parcs sera-t-il alors possible ? C'est tout ce que nous pouvons nous souhaiter !

Le bain de forêt ou l'immersion dans les bois

ENFANT, J'AVAIS HORREUR DES PROMENADES EN FORÊT. Traînant derrière les adultes, je me cherchais un bâton à tailler pour passer le temps. Le plus souvent, c'était une visite qui donnait lieu à cette sortie menant jusqu'à la « maison de vigneron » voisine, où j'avais au moins droit à une limonade. La forêt, pour moi, c'était la liberté de construire de petites cabanes avec mes copains ou d'allumer un feu malgré l'interdiction, de contempler les houppiers, étendu dans l'herbe, ou de creuser des trous à la recherche de trésors. Mais la promenade, elle, tenait plutôt du châtiment vert.

Aujourd'hui, évidemment, j'ai changé, et les promenades en forêt ont retrouvé leur attrait à mes yeux. Tout dépend de la manière dont elles sont présentées, et, en la matière, aussi, il y a du changement… Trekking, randonnée, marche nordique ou encore bain de forêt : c'est ainsi qu'on appelle les alternatives, qui certes diffèrent les unes des autres, mais qui ont toutes pour but de faire retourner les gens sous les frondaisons. À l'exception du bain de forêt, ce ne sont que des variations de disciplines sportives. Il faut faire fondre ses kilos en trop, brûler autant de calories que possible pour que la sortie en vaille la peine.

Contre toute attente, la vitesse par kilomètre parcouru ne joue pas un si grand rôle que cela, comme l'ont découvert des chercheurs. Si vous faites 4 kilomètres en marchant, vous consommerez environ 240 calories ; si vous parcourez la même distance en courant, vous arriverez certes deux fois plus vite, mais vous ne brûlerez que 320 calories, autrement dit guère plus[57]. On peut aussi voir les choses dans l'autre sens : aller se promener est bien plus sportif que cela en a l'air. Le gros avantage de ce mode d'exercice, c'est que coordonner ses jambes et ses pieds est plus simple – si bien que vous avez le temps de regarder à droite et à gauche et de profiter de la forêt.

Marcher nous détend bien davantage. Il y a encore une autre raison pour laquelle nous promener sous les arbres agit positivement : ce sont les effluves avec lesquels les hêtres et bien d'autres essences communiquent. Ces émanations agissent sur notre système circulatoire et notre inconscient. Mais notre pression artérielle ne baisse pas dans n'importe quelle forêt. Tandis que les feuillus indigènes donnent des résultats positifs, la pression peut augmenter dans des plantations d'épicéas ou de pins, comme l'ont montré des analyses dès la fin des années 1970[58]. Peut-être percevons-nous inconsciemment le stress des conifères échangeant au moyen de messages chimiques à propos des attaques d'insectes et du manque d'eau dont ils souffrent…

Mais votre subconscient traduit aussi les processus à l'œuvre à l'intérieur de votre corps dans votre conscience. C'est ainsi que vous trouvez belles les forêts dans lesquelles vous vous sentez bien et qui font baisser votre tension.

Cet effet de la forêt, je l'ai testé un jour avec la journaliste et animatrice télé Bettina Böttinger. Pour ce faire, nous avons commencé par nous promener dans la ville de Cologne. Nous avons mesuré la tension de Bettina une première fois entre les immeubles, les snack-bars et les stations de tramway, devant la caméra. J'étais un peu nerveux, car il s'agissait de montrer publiquement, preuve à l'appui, si tout était bien vrai. Le pouls et la tension de Bettina étaient élevés, ce qui ne voulait cependant rien dire – je ne savais pas quels étaient habituellement les résultats de ces mesures chez elle. Puis nous nous sommes rendus dans le Bergisches Land, dans une forêt de chênes, de charmes et de hêtres. Là, nous avons ressorti l'appareil de mesure, l'équipe qui filmait s'est préparée tandis que je scrutais ce qui s'affichait. Et bingo ! Les valeurs étaient beaucoup plus basses, les arbres étant apparemment aussi détendus que Bettina.

Bien entendu, un test unique ne remplace pas des études scientifiques. Il en existe d'ailleurs depuis longtemps, et il y en a sans arrêt de nouvelles. Outre notre pression sanguine, elles s'intéressent également à notre résistance. Car, en vous promenant dans les bois, vous faites sans doute plus pour vos défenses immunitaires que vous n'en avez conscience : vous bénéficiez des mesures que prennent les arbres pour se défendre.

Dès 1956, le biologiste russe Boris Tokin a montré que les résineux désinfectent littéralement leur environnement. Aux alentours de jeunes peuplements de pins, il n'a pour ainsi dire trouvé aucun germe dans l'air. La cause se trouvait dans les arbres eux-mêmes, qui sécrétaient des phytoncides, des antibiotiques végétaux[59].

Pourquoi les résineux font-ils cela ? Parce qu'un ennemi invisible à nos yeux et en suspension dans l'air ne cesse de les attaquer. Dans chaque mètre cube d'air grouillent en effet jusqu'à dix mille spores de champignon[60], prêtes à saisir la moindre occasion pour atterrir sur une branche cassée ou une écorce lésée. À partir de là, un champignon pousse dans l'arbre et le ravage lentement de l'intérieur. Le bois pourrit, l'arbre meurt. Il est donc compréhensible que nombre de conifères souhaitent s'y opposer le plus précocement possible. Et empêcher l'assaillant d'atterrir est encore la meilleure solution. Les feuillus, quant à eux, s'y prennent autrement avec les champignons, comme je l'ai appris lors d'une expédition dans la forêt primaire polonaise de Białowieża. Mais j'y reviendrai.

Les résineux, donc, combattent les spores de champignon à l'avance, ce dont profitent entre autres les personnes allergiques. Car vous absorbez inconsciemment les phytoncides à chaque inspiration, et ils ont dans votre corps le même effet anti-inflammatoire que sur les arbres. Ces phytoncides ont même une action anticancer, comme l'ont découvert des chercheurs japonais de la Nippon Medical School de Tokyo. Après avoir envoyé les participants à leur étude soit en forêt, soit en ville, ils constatèrent que les cellules tueuses et les protéines anticancer avaient augmenté dans le premier groupe, ce qui n'était pas le cas dans le second. Cette concentration accrue fut décelée dans le sang des participants jusqu'à une semaine après leur promenade en forêt[61].

Des chercheurs coréens se sont eux aussi penchés sur le phénomène de manière similaire. Ils ont envoyé un groupe de femmes d'un certain âge se promener en forêt, et un autre en ville. Le résultat fut stupéfiant : dans le premier groupe, la pression sanguine, les capacités pulmonaires et l'élasticité des artères des participantes s'améliorèrent, alors qu'aucune modification ne fut mesurée chez les promeneuses urbaines[62].

Il se peut que la notion de « ville » soit trop générale en matière de santé. En dehors du bruit et des polluants contenus dans l'air, certaines qualités biologiques diffèrent nettement d'une agglomération à l'autre. Et nous revenons déjà aux arbres. Plusieurs études attestent que même ceux qui longent les rues sont bénéfiques pour notre santé. Des scientifiques de l'université de Chicago ont ainsi découvert lors d'une étude de grande ampleur qu'un seul arbre devant chez soi suffit à favoriser le bien-être et la santé. Pour ce faire, ils ont recueilli les données municipales relatives à quelque trente mille habitants de la ville canadienne de Toronto – ainsi qu'à cinq cent trente mille arbres. Résultat : quand il y a au moins dix arbres dans un quartier, l'état de santé de ses habitants s'améliore dans les mêmes proportions que lorsque leur revenu augmente de dix mille dollars (et que, en conséquence, les soins médicaux sont mieux assurés). Et il n'est pas question ici que de santé psychique : la probabilité de développer une maladie cardio-vasculaire, cause de décès numéro un, baisse aussi de façon mesurable. Onze arbres supplémentaires dans le même périmètre favorisent la santé dans les mêmes proportions qu'une augmentation de revenu de vingt mille dollars, ses habitants bénéficiant alors d'un rajeunissement de leur âge biologique de 1,4 an[63].

Si les arbres nous sont bénéfiques, la forêt l'est encore plus. Au Japon, la marche en forêt peut aujourd'hui être prescrite par le médecin. Et c'est de là-bas que nous vient la dernière tendance : le bain de forêt.

Je dois dire que c'est avec un certain scepticisme que j'ai lu les premiers articles à ce sujet. On ne se baigne pas dans une forêt, comment est-on censé procéder ? S'y détendre, d'accord, quelle que soit l'activité pratiquée, mais il n'y a là rien de nouveau. Le bain de forêt serait-il un vieux vin dans une barrique neuve ? Ce qui le différencie des activités de loisir déjà connues ne me parut d'abord pas évident, malgré les nombreux manuels parus à ce sujet. Et pourquoi ces bains faisaient-ils leur apparition juste à ce moment-là ?

C'est peut-être à cause d'un changement qui touche l'opinion publique depuis quelques années, les gens revenant de plus en plus à la nature. Dans les années 1970 et 1980, c'était déjà le cas. À l'école, nous collections alors les bouchons de liège et les couvercles de pot de yaourt pour ménager l'écorce des arbres et l'aluminium. La mode des vélos et des jantes en aluminium n'avait pas encore commencé, sinon nous nous serions sentis comme Don Quichotte luttant contre les moulins à vent.

Après la chute du mur de Berlin, l'intérêt s'est focalisé sur la réconciliation Est-Ouest, la croissance économique et la montée du terrorisme. Les jeunes étaient moins concernés par la nature, c'est du moins ce que j'ai constaté lors de mes visites guidées en forêt. Mais ces dernières années, la nostalgie d'un environnement intact s'est à nouveau intensifiée. En témoignent en premier lieu les nombreuses initiatives citoyennes autour de la forêt, sur lesquelles je reviendrai.

C'est à la faveur de cette nostalgie que le bain de forêt a déferlé depuis l'Extrême-Orient jusque chez nous. Baptisé *« Shinrin-yoku »* en japonais, il évoque un savoir très ancien. Or il n'en est rien, bien au contraire. Ce n'est qu'en 1982 que les autorités forestières japonaises en ont présenté le concept et le nom, afin de permettre à la population de mieux appréhender les bienfaits de la forêt sur leur santé.

Évidemment, les forestiers japonais n'ont pas inventé la promenade en forêt qui fait du bien. Au XIXe siècle, Sébastien Kneipp avait déjà découvert comment recouvrer la santé dans la nature. Souffrant de tuberculose dans sa jeunesse, il s'est guéri lui-même avec des bains froids dans les eaux du Danube. Plus tard, ordonné prêtre, il s'est consacré aux thérapies alternatives. À l'eau froide, qu'il utilisait de multiples façons, étaient associées toutes sortes de plantes médicinales. Parce qu'il était en contradiction avec la médecine conservatrice et, pire encore, parce qu'il proposait gratuitement sa méthode, plusieurs médecins et pharmaciens portèrent plainte contre lui. Kneipp fut cependant blanchi : il continua à pratiquer, et, à ce jour, sa méthode fait encore partie intégrante de la médecine.

Le bain de forêt a commencé de la même façon. L'humanité n'a pas attendu les Japonais pour savoir que se promener dans les bois délasse et favorise la santé. Seulement personne ne savait très bien pourquoi il en était ainsi. L'explication scientifique se trouvait dans la communication chimique et les effluves des arbres, tels que je les ai décrits plus haut.

Que nous réagissions physiquement à la forêt, c'est une certitude. Mais ce que recouvre le bain de forêt en tant que nouvelle activité de loisir, voire de thérapie, n'est toujours pas clair. Allons donc voir ce qu'écrit l'un des pionniers, le docteur Qing Li, enseignant-chercheur à la Nippon Medical School, petite université privée qui accueille quelque six cents étudiants. Au Japon, l'établissement est réputé pour ses recherches novatrices. Qing Li, qui est donc loin d'être un rêveur romantique, a publié un livre de plus de trois cents pages intitulé *Shinrin Yoku, L'Art et la science du bain de forêt**. Outre ses recherches, il y décrit surtout comment cela fonctionne[64]. Et c'est vraiment très simple. Choisissez une forêt qui vous plaît (un jardin

* First, 2018.

public fera aussi l'affaire) et détendez-vous. Puis faites appel à tous vos sens pour vous immerger dans les bruits, les odeurs et les sensations qui s'offrent à vous. Selon Qing Li, il n'y a rien d'autre à faire que d'accepter l'invitation. Mère Nature s'occupe du reste. Ainsi considéré, un livre n'était pas nécessaire, un simple dépliant aurait suffi. Car la suite du livre dispense entre autres des conseils consistant à écouter les oiseaux ou à percevoir les différentes nuances de vert. Et de retour chez soi, Qing Li suggère de se consacrer à la cérémonie du thé ou d'utiliser des copeaux de cèdre pour entretenir l'odeur de la forêt entre ses quatre murs.

Si je vous ai donné l'impression que je trouvais ce livre superflu, une rectification s'impose. Le fait est que nous avons oublié comment nous aventurer dans les bois, comment flâner « juste comme ça » entre les arbres ou nous allonger quelques heures sur le sol souple de la forêt. Celui qui le fait est considéré comme un original. Il en va autrement si tout se passe dans le cadre d'un programme reconnu visant à préserver notre santé, selon des instructions. Pour moi, le bain de forêt, c'est exactement cela : l'autorisation de se détendre sous les arbres, pour ainsi dire.

Nous avons déjà vécu pareille situation avec la marche nordique, qui a donné ses lettres de noblesse à la promenade en forêt, promue programme de fitness. Pour s'y adonner, il suffit, outre les chaussures de randonnée, de se munir de cannes spéciales. L'idée en a germé dans l'esprit d'un étudiant en sport finlandais, entré en contact avec un fabricant de bâtons de ski. Ce dernier, qui se plaignait d'en vendre peu durant les mois d'été, fut enthousiasmé par ce que lui proposait l'étudiant. Les bâtons furent modifiés sur-le-champ, et le mouvement de masse était sur les rails. Les ventes estivales explosèrent, et la foule s'exerça dès lors au planté de bâton sur les chemins forestiers.

Comprenons-nous bien : c'est une pratique sportive très intéressante puisqu'elle intègre le haut du corps et pousse davantage de gens à s'entraîner en plein air plutôt qu'en salle. Le bain de forêt, quant à lui, nous incite au même plaisir hors de nos quatre murs. Suivre les instructions d'un coach a un autre avantage : alors que, seul en forêt, on a tôt fait de se laisser regagner par le train-train quotidien et d'interrompre cette expérience du ralentissement, encadré par un coach, on suit le plus souvent sagement son cours jusqu'au bout (ne serait-ce que parce qu'on l'a payé). C'est l'une des raisons pour lesquelles j'ai décidé d'inclure le bain de forêt dans l'offre de cours de mon académie forestière.

Peut-être aurais-je dû moi-même prendre plus de bains de forêt, car je suis bien placé pour savoir combien il est difficile de se laisser aller ainsi. En 2008, j'ai fait un burn-out, autrement dit une dépression d'épuisement. Depuis plusieurs semaines déjà, je sentais l'agitation et la tension me gagner. Elles avaient pour cause une extrême surcharge de travail dans mon district, et nulle demande de la part de mon employeur n'était en cause. Non, c'est moi qui voulais tout faire et bien plus encore pour protéger la forêt. C'est ainsi que je ne cessais de développer gaiement de nouveaux projets en plus de mon travail à temps plein à la tête de mon district.

Afin de préserver les vieilles hêtraies, j'avais créé l'un des premiers cimetières forestiers d'Allemagne. On peut y choisir un arbre au pied duquel on sera inhumé plus tard. Il n'y a pas de tombe à entretenir, et la vieille forêt de feuillus est protégée par la même occasion de tout abattage pour au moins quatre-vingt-dix-neuf années supplémentaires – durée de la concession. Par ailleurs, je lançai un projet de forêt primaire qui permet, d'un clic de souris, de prendre à bail une autre vieille hêtraie, mètre carré par mètre carré. Mon but était de sauver autant que possible les dernières vieilles forêts de feuillus de la région qui m'est chère. J'organisais en plus des séminaires, j'essayais de convertir à l'écologie les chasseurs pour qu'ils arrêtent au moins de tuer les renards, je donnais des conférences dans des associations de protection de l'environnement et travaillais avec des scientifiques. Lorsqu'un jour mes deux collaborateurs, malades, ne se sont pas présentés et qu'il m'a en plus fallu faire leur travail, mon corps a dit stop.

Et il me l'a dit au cours d'une émission de radio en direct sous la forme d'attaques de panique. Elles se sont produites par vagues, toutes les dix minutes ; je pensais alors que mon cœur était en train de s'arrêter. Je n'en laissai rien paraître, mais intérieurement, j'étais terrifié. Plus tard, j'ai fait une thérapie de plusieurs années lors de laquelle j'ai appris à être plus à l'écoute de mes propres désirs et à modérer quelque peu mes projets quant au sauvetage de la forêt. Si vous me dites : « Mais attendez, vous êtes à nouveau tellement par monts et par vaux ! », je dois vous donner partiellement raison. C'est vrai, j'ai encore beaucoup à faire, mais je suis maintenant beaucoup mieux organisé. J'ai réduit la taille de mon district, et le travail en forêt est principalement assuré par deux collègues. L'académie forestière est aujourd'hui dirigée par mon fils Tobias, et les demandes en provenance du monde entier sont traitées par mon agence. De plus, ma femme est attentive à mon calendrier de rendez-vous, si bien que j'ai de nouveau deux jours libres par semaine. Enfin, je tiens compte des signaux d'alarme de mon corps, du moindre trouble du rythme cardiaque et je dis plus souvent non en cas de doute, même si j'ai toujours du mal à le faire.

Quel est le rapport avec le bain de forêt ? Eh bien, nous habitons une vieille maison forestière au milieu des bois, et je chemine souvent entre les arbres. Alors, s'il existe des liens aussi incontestables entre notre santé et l'effet des arbres sur notre corps, comment avais-je pu en arriver là ?

D'une part se pose évidemment la question de savoir à quel point j'aurais été plus gravement atteint encore sans la forêt. D'autre part, l'effet des arbres s'estompe à partir d'un certain stade d'autodestruction. Et même si j'en sais davantage maintenant, j'ai toujours du mal à aller dans les bois pour simplement m'y détendre. Mais un jour, cela a marché. Mes enfants m'avaient offert pour mon anniversaire une randonnée en famille à travers mon district. Cela peut paraître un peu étrange, mais ils s'étaient rendu compte que passer du temps ensemble à nous détendre dans la nature serait pour moi le cadeau le plus précieux qui soit. Nous avons donc suivi un petit sentier ; nous avons flâné, contemplé chaque fleur avec un papillon posé dessus et mangé par pure gourmandise les cerises carmin qu'un arbre nous tendait. Après une petite balade dans un bois de feuillus, mes enfants ont déplié une nappe sur laquelle ils ont servi un copieux pique-nique. Pendant une heure ou deux, nous sommes restés allongés sous les frondaisons à discuter, à nous délasser… et à oublier le temps. C'est cela le bain de forêt. Pour moi, ce fut la plus belle journée en forêt dont je puis me souvenir. Et pourtant, j'en ai passé des jours et des jours dans les bois ! Si, vous aussi, vous avez du mal à vous allonger simplement dans les feuilles alors que vous en avez envie, prenez plutôt un bain de forêt en vous inscrivant à un cours.

Je vous recommande aussi vivement le livre de Qing Li, car il met en appétit de forêt après avoir invité à une promenade littéraire dans son canapé. Mais si ensuite tous les lecteurs de tous les livres consacrés au bain de forêt veulent s'y rendre, elle et ses habitants pourront-ils le supporter? C'est une question que l'on me pose souvent, car j'encourage volontiers chacun à aller bien davantage marcher en forêt, y compris hors des sentiers battus. Bien sûr, au-delà d'un certain nombre, les hommes sont un fardeau pour la nature. Mais si l'on compare la gêne occasionnée par les visiteurs aux effets négatifs de la sylviculture moderne, elle s'avère infiniment plus faible.

Songez plutôt au parc national du Serengeti : dans cette savane africaine cohabitent sans se gêner nombre d'espèces animales différentes, que leurs voisines ne semblent pas intéresser le moins du monde. Seuls les prédateurs (ou leur variante humaine, le chasseur) font exception, leur apparition diffusant le stress. Alors tant que vous ne courez pas après les créatures qui partagent cet espace, vous pouvez vous détendre dans les bois sans mauvaise conscience.

L'université Louis-et-Maximilien de Munich s'associe depuis 2019 à la formation de coachs et de thérapeutes spécialistes de la santé par la forêt et étudie scientifiquement la sylvothérapie : en bref, le bain de forêt est en train de recevoir la bénédiction du milieu universitaire. Les médecins ne vont donc sans doute plus tarder à prescrire, chez nous aussi, des promenades au milieu des arbres. C'est à souhaiter non seulement pour les hommes mais aussi pour les arbres, puisque l'on apprendra ainsi à apprécier l'authenticité de la forêt. Car qui a envie de se balader dans des plantations monotones ?

Pharmacie naturelle de premiers secours

Qui s'intéresse aux effets indirects des arbres devrait également se pencher sur les bénéfices thérapeutiques directs de ces géants. Notre propre réticence y fait cependant obstacle, comme je l'observe régulièrement lors de mes visites guidées. On peut pourtant manger sans hésiter des feuilles de hêtre, de chêne et de bien d'autres essences, qui sont même bonnes pour la santé. Mais lorsque je veux inciter mes hôtes à les goûter, je me heurte d'abord à leurs moues sceptiques. On peut vraiment mordre comme ça dans une feuille ? Oui, c'est possible, et au printemps du moins, juste après leur débourrement, les feuilles tendres et vertes ont un bon goût légèrement acidulé. Et celles des hêtres et des chênes, en particulier, apportent une touche de magie à vos salades.

Nul besoin, par ailleurs, d'emporter en forêt vos cachets contre les maux de tête. Le saule vous offre l'équivalent, puisque son écorce contient de la salicyline, dont l'étymologie renvoie au genre d'arbres auquel il appartient – *Salix* en latin. L'écorce de saule contient, selon l'espèce, jusqu'à

10 % de cette substance, qui, après avoir été absorbée, se transforme en acide salicylique dans le corps. Les médicaments de synthèse connus qui ont pour principe actif l'acide acétylsalicylique (aspirine) ont certes un effet plus puissant, mais ils ont aussi davantage d'effets secondaires et fluidifient le sang. Tant que ce n'est pas l'effet recherché, vous pouvez recourir à la tisane d'écorce de saule en cas de mal de tête ou de fièvre. Les hommes le font depuis des millénaires, comme l'attestent de vieilles tablettes d'argile datant de 700 avant Jésus-Christ. L'acide salicylique de synthèse est le résultat de recherches réalisées vers 1830, lors desquelles des scientifiques ont découvert le secret de la tisane d'écorce de saule. Nos comprimés modernes ne sont donc rien d'autre que la réplique chimique de ce que recèlent nos arbres indigènes.

Mais bien entendu, il serait regrettable que vous vous précipitiez dans les bois pour y écorcer un saule, ce qui reviendrait à l'écorcher vif. En revanche, couper quelques rameaux, dont vous ôterez l'écorce à la maison, ne devrait pas trop nuire à l'arbre. Le saule argenté, qui pousse le long des cours d'eau, s'y prête fort bien. Et dans les forêts de moyenne montagne, vous trouverez surtout le saule marsault, qui croît souvent à leur lisière ou sur des coupes rases. Le petit arbre, qui atteint à peine 15 mètres de haut, trouve là une niche qui lui est interdite sous les hêtres et les chênes. Sa teneur en salicyline est certes modérée, mais pourquoi ne pas l'essayer ? Et si tailler un arbre vous déplaît, de la reine-des-prés pousse souvent en bordure des ruisseaux et des lieux marécageux. Cette plante herbacée aux fleurs blanches a le parfum douceâtre du marécage et contient des substances similaires à celles de l'écorce de saule. Une tisane préparée avec ses fleurs récoltées entre juin et juillet devrait donc, elle aussi, faire son effet.

La forêt fait beaucoup plus que soulager les maux de tête. Que diriez-vous d'un remède contre les piqûres d'insectes et autres œdèmes ? Pour cela, vous n'aurez besoin que d'un érable ou plutôt de l'une de ses feuilles. Légèrement écrasée et posée sur la zone concernée, elle aidera à la faire désenfler. Cela fonctionne d'ailleurs aussi sur des pieds gonflés après une longue randonnée.

Le chêne, quant à lui, est plutôt utile en ingestion, en cas de mal de gorge, par exemple. Pour cela, il faut un peu d'écorce, dont vous ferez une décoction à boire à petites gorgées. Pour autant, je n'entends pas, pas plus que pour le saule, vous inciter à écorcer un chêne, ce qui le léserait gravement. Une bonne solution consiste à profiter d'un abattage récent, sur les lieux duquel vous pourrez décoller un peu d'écorce sur une grume à terre. Mais il est évidemment encore plus simple de se rendre à la pharmacie, où vous trouverez de la tisane d'écorce de chêne déjà séchée et en paquet.

Vous pouvez aussi préparer de la tisane à partir de pousses fraîches d'épicéa au printemps. Très acides, elles sont très riches en vitamine C. Le goût de cette boisson rappelle le thé au citron mais, plus tard dans l'année, les substances amères prennent le dessus et gâchent le plaisir. Et pourquoi ne pas prendre directement du citron ? Parce que, comme pour tous les autres usages mentionnés jusqu'ici, il s'agit de se reconnecter à la nature.

Loin de moi l'idée de vous recommander de vivre comme un homme préhistorique. Mais recourir au quotidien à ces petits remèdes aide à mieux comprendre la forêt et à s'en rapprocher. Les substances que nous offrent les arbres ne sont ni traitées ni transformées, et à cela s'ajoute le plaisir de la collecte, qu'il est très facile d'attiser chez les enfants. Vous pouvez également susciter leur enthousiasme en fabriquant du chewing-gum. Pour cela, il vous faudra une grosse goutte claire de résine d'épicéa, dure comme la pierre. L'épicéa se reconnaît à son écorce d'un brun rougeâtre et à ses longs cônes pendants. La résine d'épicéa est parfaite pour cet usage. Mais ne vous inquiétez pas : la résine de pin, de sapin ou de mélèze ne serait pas toxique non plus en cas d'erreur.

Cette goutte de résine se réchauffe dans la bouche, à la température du corps. Vous pouvez vérifier de temps en temps si elle est déjà ramollie. Mais attention, ne mordez pas trop fort ! Sinon, la goutte éclatera en mille morceaux et libérera toute son amertume d'un coup. Prenez donc votre temps : ne commencez à mâcher que petit à petit et crachez les substances amères qui s'échappent (vous savez maintenant pourquoi ce chewing-gum est réservé aux sorties dans les bois) jusqu'à ce qu'une masse rose facile à mâcher se soit formée. Alors, c'est prêt ! Le goût, quant à lui, se discute, car la note de fond résineuse persiste. Il s'agit plutôt d'un point d'orgue lors d'une randonnée, si vous souhaitez proposer une distraction en guidant votre famille ou un groupe d'amis.

Les résineux ont même quelque chose à proposer pour la cuisine. Les aiguilles du sapin de Douglas ont l'âpreté amère de l'écorce d'orange confite, si bien qu'elles conviennent à merveille pour aromatiser différents plats.

La faune, elle aussi, tient quelques remèdes à notre disposition. Les abeilles ont même un antibiotique à nous proposer. Il s'agit de la propolis, cette résine qu'elles recueillent sur l'écorce et les bourgeons de certains arbres et enrichissent de leur salive. Elle leur sert à désinfecter les endroits les plus fréquentés de la ruche, mais aussi à envelopper et à stériliser des corps étrangers (pouvant atteindre la taille d'une souris morte !). Même les trous de leur logement sont colmatés avec de la propolis. Ce mastic naturel, certains apiculteurs le récoltent dans leurs colonies et le proposent sous forme de teinture mère comme alternative aux produits de l'industrie pharmaceutique.

À propos des abeilles : si vous êtes piqué par l'une d'elles ou par sa cousine sauvage, la guêpe, une plante existe aussi pour cela. C'est le plantain, ou plutôt le plantain lancéolé et le grand plantain, qui poussent dans les prés comme en bordure de chemin. Voilà qui est bien pratique, tant que vous ne vous en écartez pas : vous avez immédiatement sous la main, dans nombre de régions, le remède qui convient. Trituré ou mâché, puis pressé sur la piqûre, le plantain atténue la douleur et désinfecte en même temps.

Il va de soi que les remèdes issus de la forêt et de la nature en général ne sont pas une nouveauté puisque l'on savait fort bien s'en servir au Moyen Âge. La question est plutôt de savoir si l'on n'est pas en train de redécouvrir un lien très ancien à la nature, un lien bien antérieur à l'apparition de l'homme moderne.

Pour tirer cette question au clair, un coup d'œil sur le règne animal, et plus particulièrement du côté de nos plus proches parents, nous sera peut-être utile. Des chimpanzés, par exemple, ont été observés en train d'absorber des feuilles amères laxatives afin d'éliminer leurs parasites intestinaux. Mais comment les chercheurs pouvaient-ils savoir si les singes avalaient cette nourriture végétale pour ses calories ou pour se soigner ? Rien de plus facile : les feuilles en question étaient toxiques, y compris pour les chimpanzés, et ils semblaient très bien savoir combien en absorber sans se faire de mal. La plante toxique n'était consommée qu'en cas d'infestation massive par les parasites. Les singes savaient visiblement assez bien ce qu'ils faisaient[65].

Que des singes puissent prendre soin d'eux tout seuls à l'aide de remèdes naturels, on peut éventuellement le concevoir, mais qu'en est-il d'animaux bien plus éloignés de nous ? Prenons l'exemple des oiseaux de nos forêts. Non contents de se débarrasser de leurs parasites grâce aux plantes, ils ont recours aux services d'autres bêtes. Les fourmis se muent pour eux en assistantes involontaires quand il s'agit d'éliminer des acariens, entre autres indésirables. L'oiseau s'aplatit, le plumage déployé, sur l'un des dômes construits par les insectes vivant en colonie. Les fourmis se défendent contre l'agresseur présumé en mordant tout ce qu'elles ne connaissent pas et surtout en faisant gicler leur acide caustique. Elles tuent alors tous les parasites cachés entre les plumes de l'oiseau.

Nos ancêtres s'y prenaient-ils de la même façon dans la nuit des temps ? Toujours est-il que certains individus particulièrement endurcis se couchent nus sur des fourmilières pour s'y faire mordre ; il paraît que cela soigne les rhumatismes. Mais en dehors du fait que c'est interdit pour cause de protection de la nature, cet effet n'est absolument pas prouvé.

La goutte-de-sang fait, quant à elle, un usage très singulier des plantes pour bien se porter. Les chenilles de ce papillon se nourrissent de préférence d'une plante toxique, le séneçon de Jacob. Ces dernières années, il a fait parler de lui parce qu'il se propage dans nombre de prés et de friches. Ce ne serait pas un problème en soi si la plante n'était pas aussi toxique du fait qu'elle se protège à l'aide d'alcaloïdes pyrrolizidiniques. Son ingestion par un cheval, un mouton, une vache ou une chèvre peut causer des lésions chroniques du foie. Toute portion supplémentaire aggrave la situation jusqu'à ce qu'une bouchée, peut-être des années plus tard, finisse par être celle de trop et emporte l'animal. Le séneçon de Jacob est tout aussi dangereux pour nous, les hommes, ce qui est d'autant plus fâcheux que ses feuilles ressemblent à s'y méprendre à celles de la roquette. Cela a provoqué en 2009 l'effondrement du marché, après qu'un client de Hanovre a découvert du séneçon de Jacob dans un paquet de roquette[66].

Mais la goutte-de-sang, elle, tire profit de cette grande toxicité. Même si ses chenilles mangent aussi d'autres plantes, elles sont attirées comme par magie par les substances toxiques qu'exhale le séneçon de Jacob. Les alcaloïdes ne leur font pas de mal, mais s'accumulent dans leurs tissus, les rendant, elles aussi, mortellement toxiques. C'est ainsi qu'elles se protègent des prédateurs, et pour que ces derniers se rendent compte du danger, elles arborent la même mise en garde colorée que les guêpes, à savoir des anneaux jaunes et noirs.

Tandis que la goutte-de-sang agit mue par ses instincts, le moineau domestique nous prouve de belle façon qu'il se sert à dessein comme remède de ce qu'il trouve autour de lui. Isabel López-Rull, de l'Unam (université nationale autonome du Mexique) à Mexico, a étudié en compagnie de son équipe les nids de moineaux. Elle a constaté que beaucoup d'entre eux avaient utilisé la cellulose de mégots de cigarette pour construire ces nids. Ces restes contenaient énormément de nicotine, ce qui permettait de réduire significativement le nombre d'acariens dans les nids[67]. Le fait que les moineaux n'utilisent pas une plante, c'est-à-dire un remède naturel, suggère qu'il s'agit là d'un usage intentionnel.

L'homme n'a donc rien inventé en recourant à la pharmacie de la nature puisque nous avons en commun cette pratique avec les créatures qui nous entourent. Si nous redécouvrons aujourd'hui de plus en plus cette pharmacie pour notre propre usage, il ne s'agit pas là d'un phénomène de mode inspiré par l'écologie mais d'un simple retour à nos racines. Et à propos de racines : que faisons-nous, à l'inverse, quand un arbre, par exemple, tombe malade ? Pouvons-nous l'aider ? Pouvons-nous d'ailleurs détecter qu'il a vraiment besoin d'aide ? C'est là une question qui reste très controversée. Il sera d'autant plus passionnant de nous pencher sur les positions des uns et des autres.

Quand l'arbre doit voir le docteur

NOTRE AMOUR DE LA NATURE NOUS CONDUIT SOUVENT À intervenir lorsque l'une des créatures qui partagent notre terre tombe malade. Les plus choyées sont celles qui nous sont proches (les mammifères), mais aussi celles qui nous impressionnent particulièrement, tels les arbres. Et comme ces derniers sont très nombreux dans nos cités, ils sont également devenus les objets privilégiés de notre sollicitude.

Lorsque de vieux arbres commencent à pourrir en ville, le niveau d'alerte passe souvent au rouge. Outre la survie du grand végétal, il s'agit plus encore de préserver la sécurité des habitants, qui peut être grandement menacée par la chute d'un arbre de plusieurs tonnes. Des arboriculteurs se présentent alors pour vérifier si le géant peut être sauvé ou doit éventuellement être éliminé. Au cours des dernières décennies, on avait visiblement trop copié les dentistes, puisqu'un arbre pourrissant était, tout comme une molaire gâtée, cureté et évidé, puis plombé. Sauf que le plombage n'était pas en amalgame mais en béton. De prime abord, cela paraît logique, non ? Le bouchon de béton était censé rendre à l'arbre la stabilité nécessaire. Mais un tronc n'est pas une structure figée. Le bois étant une combinaison de fibres et de colle, il peut faire ressort, comme un bâton en fibre de verre. Or ce mouvement n'est plus guère possible avec un cœur en béton. Pour faire une comparaison brutale, c'est comme si l'on enfilait une tige en acier dans notre colonne vertébrale : c'en serait fini de notre mobilité.

Pour l'arbre, une moindre mobilité est synonyme de fragilité du houppier dans la tempête. Qui plus est, les champignons peuvent se propager bien plus facilement sous le bouchon de béton, notamment parce que, pour creuser le tronc, la paroi de bois sain a souvent été enfoncée. Cela revient à peu près à écorcher largement une plaie sur laquelle une croûte s'était formée. À cela s'ajoute le fait que le béton s'humidifie quand il pleut, puis dégage lentement cette humidité à l'intérieur du tronc. C'est le milieu idéal pour les champignons, qui peuvent pousser sans être dérangés – et cela dans le bois sain. Malgré les apparences, ce genre d'opération amplifie considérablement la dégradation de l'arbre et, par conséquent, sa dangerosité.

Aujourd'hui, on ne procède généralement plus de cette façon et l'on observe plutôt l'arbre de près : il est régulièrement contrôlé pour voir combien il lui reste de bois sain et s'il est suffisamment solide. En cas d'évaluation négative, son houppier est prudemment réduit afin d'en diminuer le poids. Cela permet de laisser l'arbre en place quelques années de plus. Mais raccourcir ses branches est toujours lié à de fâcheux événements, comme vous allez bientôt vous en apercevoir.

Avez-vous déjà vu des arbres brutalement mutilés le long des rues ? À croire qu'un sadique a laissé libre cours à sa fantaisie sur ces créatures sans défense. La véritable cause est souvent beaucoup plus banale : il s'est agi de faire des économies. Car normalement, réduire des houppiers devrait être réservé à des gens bien formés et, condition au moins aussi importante, qui aiment les arbres et sont conscients que l'opération est une blessure causée à une créature sensible. Même si nous ne pouvons concevoir précisément ce que ressent un arbre blessé, il s'agit là d'une forme de douleur, comme l'a mis en évidence le professeur Baluška.

Si l'on ne peut faire autrement que d'infliger cela à l'une de ces grandes créatures, il faut d'abord bien y réfléchir de manière à causer le moins de dommages possible. C'est hélas ! l'inverse que nous observons dans les villes, ce qui m'amène à aborder le thème de l'argent.

Il revient en général plus cher de recourir à des experts que de faire appel à des agents municipaux. Après la chute des feuilles, l'automne comprend souvent des temps morts, durant lesquels il n'y a pas grand-chose à faire. Et comme il faut continuer à payer le personnel, pourquoi ne pas le charger de réduire les houppiers ? Les agents s'emparent alors de leurs tronçonneuses et ne font pas le travail à moitié. Tant qu'à rabattre les arbres, autant le faire carrément. Car en vertu d'une logique simple, les tailler généreusement est synonyme de tranquillité pour des années. L'arbre met, en effet, longtemps à retrouver sa hauteur initiale, et l'on est censé ne plus rien avoir à faire jusque-là. Or c'est malheureusement faux, cette taille déclenchant une cascade de conséquences.

Pour commencer, l'arbre connaît en général un violent accès de stress. Il vient d'être amputé de membres colossaux, une taille grossière de son houppier pouvant être comparée à une section des jambes. En toute hâte, des flots de substances sont détournés, et l'arbre essaie le plus vite possible (ce qui reste hélas ! très lent chez lui) d'isoler ses plaies des agents pathogènes. Mais il n'y parvient jamais lorsque ses lésions sont supérieures à 3 centimètres. Les spores de champignon, présentes dans chaque mètre carré d'air, se posent en quelques minutes sur chaque surface de coupe, où elles commencent à germer. Les années suivantes, elles rongeront toujours plus le chicot, ébranlant petit à petit la stabilité de l'arbre entier. Ce dernier est en même temps de plus en plus affamé : quand de longues branches vivantes sont éliminées, c'est évidemment autant de feuilles perdues.

On pourrait se dire que ce n'est pas si tragique que cela – étant donné qu'il lui manque désormais une partie de son corps, qui n'a plus besoin d'être alimentée. Mais nous, les hommes, ne remarquons que ce qui se voit. Or tout arbre possède sous terre un système racinaire adapté à sa taille, qui consomme énormément d'énergie. Après l'élagage, il ne peut toutefois plus être alimenté correctement. Résultat : il meurt partiellement.

Les élagages réalisés afin que les arbres résistent à la tempête ont souvent pour conséquence le contraire. Car, quand leurs racines meurent, c'en est fini de leur stabilité. Un autre danger menace… Afin de survivre, l'arbre forme une touffe de nouvelles branches ainsi que de très grandes feuilles. Il est affamé, et seules ces feuilles lui permettront de produire le sucre qui lui sauvera la vie. Les nouvelles branches finiront par prolonger le tronc. Et comme la plaie dont elles émergent pourrit, envahie par les champignons, le bouquet de bois qu'elles forment cassera finalement un jour, exposant précisément au danger que l'élagage était censé éloigner.

Et maintenant ? Que faire sachant que l'on ne peut généralement pas aider un arbre en le taillant ? S'il s'agit d'écarter un danger, il est possible de réduire prudemment un houppier en éliminant des branches assez fines situées loin du tronc. Autrement, la seule alternative consiste à abattre l'arbre. Cela vous paraît brutal ? C'est aussi mon avis. La solution se trouve donc en amont. Les urbanistes et les propriétaires de maison devraient bien réfléchir avant de planter un arbre quelque part. Et surtout : si l'imagination ne leur suffit pas à se représenter la taille qu'atteindra cet arbre, qu'ils fassent alors appel à un spécialiste.

Permettez-moi de revenir ici sur la dangerosité des arbres pour la population. En ville, un arbre qui tombe s'abat le plus souvent sur une voiture ou une maison avec des occupants à l'intérieur. Mais à la campagne aussi, il y a des routes, des voies ferrées et des sentiers de randonnée sur lesquels des gens circulent. De tragiques décès surviennent hélas régulièrement ! Bien qu'ils soient extrêmement rares, ils suscitent souvent des réactions complètement disproportionnées, sous couvert de l'obligation d'assurer la sécurité. Cette obligation stipule que si vous possédez un ou plusieurs arbres, vous devez répondre des dangers qu'ils représentent. C'est la même chose qu'avec un chien, pour lequel il vaut donc mieux souscrire une assurance en responsabilité civile.

En ce qui concerne les arbres présents sur votre terrain, la seule chose à craindre, c'est que la chute d'une branche blesse, voire tue, quelqu'un. Cela relève alors en Allemagne du droit pénal, et aucune assurance ne vous couvrira. Comme personne ne tient à se retrouver en prison à cause d'un arbre pourri, la sensibilisation à ce sujet a pris de l'ampleur ces dernières années. Une spirale s'est enclenchée, qui met en péril non seulement les arbres des villes, mais aussi les forêts découpées par des routes.

La situation de départ est la suivante : les arbres sont bénéfiques pour la santé, comme je l'ai exposé plus haut. Si les vingt et un arbres précédemment mentionnés prolongent de 1,4 an la durée de vie des habitants du quartier concerné, qu'en est-il alors si l'on tient compte des arbres malades qui peuvent, eux, abréger cette même vie ? J'ai compulsé de nombreuses statistiques pour répondre à cette question sans vraiment trouver ce que je cherchais. Le problème est que différentes causes sont souvent mélangées. De nombreux usagers de la route sont tués chaque année par des arbres ; mais quand on y regarde de plus près, il s'avère que le conducteur a perdu le contrôle de son véhicule, qui a percuté un arbre. Une autre cause se trouve dans les catastrophes naturelles, telles que les tempêtes, qui déracinent régulièrement des arbres, renversés sur des passants ; mais on ne distingue guère ces accidents de ceux causés par des pans de toiture qui tombent – pareilles conditions météorologiques devant de toute façon inciter à rester chez soi. Pour moi, de tels extrêmes ne peuvent être imputés aux arbres malades. Quant au nombre total des accidents provoqués par une branche ou un arbre qui tombent soudainement sans influence extérieure, il est probablement très faible.

J'aimerais bien rapporter cette réalité à l'ensemble de la population allemande. Partons de vingt décès par an – ce qui est plutôt large, compte tenu du nombre d'événements relatés – et d'un âge moyen des victimes de 40 ans. Rapporté à la population totale, cela signifie que les arbres dangereux réduiraient de 0,00001 % en moyenne une espérance de vie de 80 ans – la présence des arbres en ville, quant à elle, accroissant cette même espérance de vie d'environ 1,8 %, soit un écart de 180 000. Même en « assainissant » un peu moins les arbres et en réduisant ainsi quelque peu cet écart, la différence de grandeur resterait donc considérable, de quoi remettre en question l'élimination radicale des spécimens supposés dangereux. Si j'insiste, c'est parce que, pour la sécurité routière, les arbres tournent à l'obsession.

Selon les données de l'office fédéral chargé des statistiques, 18 000 kilomètres carrés sont réservés à la circulation rien qu'en Allemagne. Et nombre de routes traversent des régions boisées, où œuvrent des forestiers complètement dépassés. Ils sont tenus d'assurer la sécurité des lisières et de garantir par écrit qu'il n'y a rien à craindre des centaines de milliers de grands arbres de leur district. Même si tous ne se trouvent naturellement pas en bordure de routes ou de sentiers de randonnée, il est évident qu'un arbre de 30 mètres de haut peut tomber 30 mètres plus loin. Il faut donc contrôler au moins les périmètres en question, soit de vastes étendues forestières.

Pour ce faire, une procédure a été mise au point, selon laquelle un contrôle visuel des arbres concernés doit être effectué deux fois par an : une fois quand les arbres ont leurs feuilles, et une autre quand ils les ont perdues, autrement dit une fois l'été et une autre, l'hiver. Mais comment y parvenir ? Impossible de le faire depuis un véhicule, les arbres les plus éloignés échappant au contrôle ; sans compter qu'il est impossible d'opérer un contrôle visuel de l'autre côté des arbres de cette façon. Il faut donc descendre et aller à pied. Mais pas seulement en longeant la route, non, en zigzaguant pour suivre le périmètre de 30 mètres, afin qu'aucun spécimen à risque ne soit oublié. Et contrôler, qu'est-ce que cela veut dire d'ailleurs ? Que penser de ce drôle de champignon qui dépasse de l'ancienne cavité d'un pic, là sur le tronc ? Laisse-t-il augurer un séjour en prison ? Ou n'est-il qu'un inoffensif représentant de son espèce, qui ne trouble en rien la santé de l'arbre, voire constitue un élément majeur de la biodiversité ? Je ne saurais le dire, comme sans doute la plupart de mes collègues.

Mais qui ne veut pas courir à sa perte en rédigeant un procès-verbal fait éliminer, en cas de doute, tout arbre à moitié suspect. Mes collègues plus timorés font directement abattre, de part et d'autre de la chaussée, tout ce qui se trouve dans le périmètre défini. Ce choix a un avantage supplémentaire : la route est barrée une bonne fois, le bois est vendu à profit, et la tranquillité est assurée pour trente ans – soit jusqu'à la retraite. Ne nous étonnons pas que ce modèle tout compris et sans souci fasse école d'un bout à l'autre du pays. Le problème, c'est que cette pratique est considérée par les tribunaux comme satisfaisante d'un point de vue professionnel, c'est-à-dire comme un standard par rapport auquel il n'est plus permis d'être en reste. À ma connaissance, cependant, aucun collègue ne s'est jamais retrouvé derrière les barreaux parce qu'un arbre, qui s'est avéré dangereux par la suite, lui avait échappé ou avait été mal évalué.

Comment faire autrement ? Certains arboriculteurs sont experts en champignons xylophages. Après avoir examiné les arbres suspects, ils peuvent lever l'alerte ou, si nécessaire, faire procéder à l'abattage. Ils évaluent également la stabilité d'arbres dont l'espace racinaire a été endommagé dans le cadre de travaux de construction, par exemple. J'ai moi-même eu régulièrement recours à leurs services, et pas seulement dans mon district. Il se trouve que j'ai dans mon jardin un pin qui, il y a plusieurs dizaines d'années déjà, s'est incliné à 45 degrés lors d'une tempête. Cet arbre, vieux de cent quarante ans environ, est d'une taille et d'un poids correspondants. Comment fait-il pour tenir ne serait-ce qu'une journée ainsi penché ? C'est une énigme pour moi – ainsi que pour mes voisins. Si bien que j'ai fait venir un spécialiste qui m'avait déjà rendu de bons services dans mon district afin de me renseigner. Il s'y connaît si bien qu'il a déjà pu sauver de très nombreux arbres. C'est d'ailleurs là la marque du vrai professionnel : un mauvais expert fait abattre par mesure de sécurité tout ce qui est suspect.

Mais ce spécialiste, lui, a levé l'alerte. « Ce pin est si bien enraciné, il s'est tellement renforcé, me dit-il, que le laisser en place ne présente aucun danger. » J'en fus naturellement ravi, car le terrain sur lequel se trouve notre maison forestière est boisé et doit le rester.

Mais pourquoi ne procède-t-on pas partout à des contrôles aussi méticuleux ? Vous le devinez peut-être déjà : c'est, ici aussi, une question d'argent. Les forestiers sont payés de toute façon, les tâches supplémentaires venant par-dessus le marché pour leur administration. L'abattage coûte moins cher et assure, au moins sur le papier, la tranquillité. La pression qui se répercute sur le terrain est à l'origine des coupes à blanc que l'on observe le long des routes. La solution serait d'engager une armée d'experts qui pourraient faire en sorte que des centaines de milliers d'arbres soient sauvés chaque année. Si l'on faisait un calcul comparatif comprenant les répercussions positives de ces derniers sur la santé et l'écologie, il se pourrait bien que cela vaille financièrement le coup.

Une tout autre question m'est venue à l'esprit en visitant la forêt primaire biélorusso-polonaise de Białowieża. Je m'y suis promené en compagnie de mon ami scientifique, Piotr Tyszko-Chmielowiec. Partout alentour gisaient de gros troncs d'arbres morts ou s'élevaient d'immenses chênes et tilleuls, dont les fûts de plus d'un mètre d'épaisseur, pourrissant de l'intérieur, étaient aussi creux qu'un tuyau de poêle. Jusqu'alors, j'avais pensé que ce processus de décomposition nuisait aux arbres en vie. Si cela peut souvent être le cas, Piotr me montra sur ces géants déchus que l'infestation par les champignons peut aussi avoir une cause inattendue. Selon lui, les vieux arbres prendraient le risque d'inviter des champignons et de leur livrer leur bois en pâture. Un suicide au ralenti, en quelque sorte ? Pas tout à fait, si l'on suit l'argumentation de Piotr. Ce qui est déterminant quant à l'invitation lancée à ces parasites, c'est l'incapacité dans laquelle se trouvent les arbres de se déplacer. Au fil des siècles, ils aspirent, à l'aide de leurs racines, tous les nutriments, minéraux et composés azotés pour l'essentiel, disponibles aux abords de leur pied. Puis, un jour, c'en est forcément fini, et la fin de l'arbre est annoncée. Au bout de cinq cents ans, un géant de forêt primaire recèle finalement jusqu'à 30 tonnes de biomasse. « Recèle » dans la mesure où les tissus vivants et les cernes annuels mis à l'arrêt à l'intérieur du tronc ne participent plus au cycle de la vie au cours duquel des organismes sont décomposés par d'autres, ce qui libère des nutriments. Le sol, par conséquent, ne cesse de s'appauvrir, et, un jour, tout ce qui pouvait être atteint est épuisé.

La devise pour persister encore quelques décennies, voire quelques siècles supplémentaires, est la suivante : composte-toi toi-même ! Les champignons qui pénètrent par une plaie du tronc décomposent en le rongeant le bois, qui se mue en une forme d'humus tendre, humide et friable. L'arbre peut alors faire pousser des racines internes dans cette « terre », et y aspirer une seconde fois des nutriments qu'il avait jadis stockés sous forme de cernes annuels.

J'ai d'abord assimilé cela à de l'automutilation, mais la rumination serait peut-être une comparaison plus juste.

Comme la vache qui régurgite le contenu de son rumen pour le mastiquer, l'arbre décompose ce qui se trouve à l'intérieur de son tronc pour l'aspirer une seconde fois. Mais à la différence de la vache, ce contenu a par le passé appartenu à son squelette. Et là est la difficulté : la décomposition de ses éléments porteurs ne va-t-elle pas déstabiliser l'arbre au point de le faire casser ? La question cruciale est bien celle-là, et la réponse dépend de la nature du bois envahi par les champignons et de sa quantité. L'intérieur du tronc, les cernes annuels les plus anciens, vestiges de la jeunesse de l'arbre, n'importent guère quant à sa stabilité. Vous pouvez vous en rendre compte en observant tout tube en acier (d'un cadre de vélo, par exemple), également creux à l'intérieur, ce qui ne l'empêche pas de pouvoir porter une lourde charge. Tant que la pourriture n'excède pas les deux tiers d'un arbre, ce dernier possède encore en général une stabilité parfaitement suffisante[68].

Changement de décor. En octobre 2018, j'ai reçu la visite de Robert Moor, un auteur qui vit en Colombie-Britannique. Nous avons discuté de l'applicabilité universelle des systèmes sociaux. La vie des arbres est-elle comparable, en matière de compétences sociales, aux communautés humaines ? N'ont-elles pas aussi pour fondement un principe commun ? J'ai d'abord répondu par la négative parce que les arbres ont une capacité plus prononcée à compenser les différences. Au sein d'une même essence, les arbres d'une forêt primaire partagent une solution sucrée par l'intermédiaire de leurs racines, s'avertissent mutuellement des dangers grâce à leur communication parfumée et racinaire : en bref, aucun ne cherche à se mettre en avant en accumulant la richesse. Bien entendu, il existe en principe la même chose dans les systèmes sociaux humains : le système fiscal prévoit que les riches versent dans un pot commun l'argent qui sera reversé aux plus pauvres. Une certaine compensation se produit donc, mais elle reste relativement limitée.

Alors que les arbres adultes réajustent leurs forces grâce aux processus décrits de sorte que les différences individuelles de performances soient faibles, il existe dans les sociétés humaines d'immenses différences. Un individu tel que Bill Gates peut y accumuler des richesses d'un ordre tel qu'elles suffiraient à entretenir durablement les habitants de petites villes entières. En forêt, il en va autrement.

Ou pas ? Tout en discutant avec Robert Moor, je me remémorais mon échange avec Piotr. Un grand arbre n'accumule-t-il pas, lui aussi, des quantités gigantesques de nutriments ? Certes, il les partage dans une certaine mesure avec ses voisins, mais, les siècles passant, il stocke dans son tronc d'immenses réserves qui ne sont plus réparties, le sol alentour étant quasiment vidé de ses minéraux. Toutefois, en pourrissant (volontairement ou involontairement), l'arbre les libère, et l'humus qui se forme alors est disponible non seulement pour lui, mais aussi pour ses voisins.

L'humus mis à disposition par la Fondation Bill et Melinda Gates prend, quant à lui, la forme d'un gros compte en banque. Et Bill Gates ne semble pas être l'exception parmi les mégariches, mais plutôt la règle. Qu'ils soient comédiens, footballeurs ou propriétaires d'entreprise, nombreux sont les riches qui, au-delà d'un certain point, ne voient plus l'intérêt d'avoir le plus d'argent possible. Ils désirent certes en garder le contrôle et décider de qui profitera de leur fortune et comment, mais ils veulent en grande partie s'en défaire – sous peine de mauvaise conscience sociale.

N'est-ce pas comparable au système par répartition d'une forêt ? Les communautés d'arbres, comme les communautés d'hommes, trouvent leur intérêt dans la stabilité ; or celle-ci est menacée par l'inégalité. Que peut faire un arbre de masses de nutriments si son environnement est mal en point ? Si la forêt dépérit, un arbre même fort ne vivra pas bien longtemps. Qui produira le rafraîchissant climat estival ? Qui lui viendra en aide si lui-même vient à tomber malade ? C'est une question que peut se poser chaque milliardaire quant au système social en place dans l'État où il vit.

Par conséquent, chaque fois que nous observons un arbre présumé malade, composté de l'intérieur par des champignons, réfléchissons-y à deux fois avant d'intervenir. D'une part, notre propre santé dépend des arbres qui nous entourent ; d'autre part, il s'agit peut-être là d'une preuve supplémentaire que la nature est synonyme non pas de combat mais de solidarité. Et pareilles preuves ne devraient être éliminées à la tronçonneuse qu'en cas d'extrême urgence.

De telles interprétations paraissent à certains tirées par les cheveux. Ils vont jusqu'à insinuer que l'amour pour la nature dont la flamme est en train de renaître serait un phénomène typique de notre temps : une fuite de la réalité, également qualifiée d'« escapisme ».

La quête d'un monde idéal

Le retour à la nature, et particulièrement à la forêt, est-il une tendance nécessairement positive ? Ou bien ne témoigne-t-il pas plutôt d'une fuite hors de la réalité de pans croissants de la population, qui, lassés d'entendre parler de politique et de destruction de l'environnement, se mettent en quête d'un monde préservé qui n'existe pas ?

Ce reproche, on me l'a bien souvent fait à propos de mon best-seller sur les arbres, qui se retrouve alors classé en littérature, dans le rayon fiction au même titre que les polars. Cela n'a rien de négatif en soi, sauf qu'il est ainsi contesté à mes lectrices et à mes lecteurs l'intention de s'intéresser sérieusement à l'une des créatures les plus nombreuses qui nous entourent. Au lieu de cela, il ne s'agirait que de fuir le quotidien ; les jeux vidéo, les séries télé ou les livres sur la nature pouvant aussi bien faire l'affaire.

Il est naturel que nous cherchions à nous détendre et à nous distraire après une journée fatigante. Qu'il s'agisse de pratiquer un sport, de faire un bon repas ou de lire un livre, se délasser de son travail en se livrant à une autre activité n'est pas une fuite mais un processus parfaitement normal. Les hommes font ainsi, d'une manière ou d'une autre, depuis qu'ils sont sur cette planète. Sans cela, de nombreuses expressions culturelles, telles que les instruments de musique ou les peintures rupestres, n'auraient jamais vu le jour.

Seulement notre quotidien est très souvent, voire exclusivement, composé d'objets d'ordre culturel. Nos maisons, nos voitures, nos routes, nos lieux de travail ne sont-ils pas tous faits de formes artificielles, de matériaux éloignés de la nature et d'odeurs qui ne rappellent en rien les senteurs aromatiques de la forêt ou de la prairie ? La culture, qui comprend tout ce que l'homme a créé, n'est ni plus ni moins que le contraire de la nature. Les champs et les plantations de résineux font également partie de cette culture au sens le plus large. Alors si le milieu dans lequel nous vivons tous les jours est dépourvu de nature, retrouver de temps en temps notre écosystème naturel n'est-il pas tout simplement une nécessité ? Ne pourrait-il même pas s'agir là d'un désir instinctif à l'égard de l'environnement pour lequel nos sens sont conçus ? Ainsi considéré, le retour à la nature consisterait davantage à s'évader d'une prison que nous avons nous-mêmes construite qu'à opposer à la réalité un déni aussi ridicule que chimérique.

Or c'est précisément dans ce dernier sens négatif que l'« escapisme », outre l'ésotérisme, est invoqué par les détracteurs de l'amour renaissant pour la forêt. Cela prend souvent la forme de titres d'articles aussi ambigus que bien tournés, tel celui-ci, paru dans le quotidien suisse *Tages-Anzeiger* : « L'arbre est-il le meilleur d'entre nous ? » Pour son auteur, le journaliste Martin Ebel, la forêt, incarnation de la nature par opposition à la ville et à l'industrie, serait une invention allemande, le rôle de la nature sauvage sur notre intériorité étant l'œuvre des romantiques[69]. Ebel prête à l'homme occidental une perception particulière de la forêt, sans pour autant contester les conclusions des scientifiques quant aux effets de celle-ci sur le corps et l'esprit. Il est, à mes yeux, le défenseur typique de la vieille vision de la nature, considérée comme une grosse machine, un système sans âme, à laquelle s'opposeraient des écolos en quête de salut.

Il n'a pas tout à fait tort, du moins en ce qui concerne la manière dont les Européens ont changé de point de vue sur la forêt. Ce sont bien les romantiques qui lui ont rendu son image positive. J'ai ainsi pu visiter le « bois d'Olga », situé dans la grande région forestière de Schönbuch, dans le Bade-Wurtemberg. Nous étions en train de tourner une suite pour mon émission télévisée sous la chaleur accablante de juillet et avions déjà marché des heures, traversant des bois (ou plutôt des plantations) gravement maltraités. À des peuplements de pins, à la canopée largement ouverte, jonchés de souches fraîches succédaient des bois de feuillus dont les petits arbres, bien qu'âgés de quelques décennies seulement, avaient déjà été éclaircis. Le long des chemins, le bois empilé là me faisait penser à des baleines échouées.

Mais après une pente raide, le décor changea tout à coup : nous arrivâmes dans une très vieille hêtraie, où l'air se rafraîchit sensiblement. Elle était traversée de petits sentiers aux marches de pierre ; çà et là, des bancs invitaient à s'attarder, et les quelques rayons de soleil qui perçaient le couvert des arbres immenses se reflétaient dans de petites mares. C'est ainsi que je me représentais un bois à peu près naturel. Mais Henning, le producteur, me ramena à la réalité. « Absolument rien n'est naturel ici, me dit-il, bien au contraire. » En effet, le peuplement de hêtres avait vu le jour à l'initiative d'une grande-duchesse russe encline au romantisme prénommée Olga. Son mari, le roi Charles Ier de Wurtemberg, fit aménager le bois en 1871 sur le versant de la colline ; mais, quelques dizaines d'années plus tard déjà, les lieux, laissés à l'abandon, tombèrent dans l'oubli. Ce n'est que dans les années 1970 que l'administration forestière restaura le bois avec précaution, sans quasiment toucher à son peuplement. C'est la raison pour laquelle il a aujourd'hui l'aspect d'une forêt primaire traversée de sentiers bien entretenus.

Mais revenons au romantisme. Ne sommes-nous vraiment des amoureux de la forêt que depuis son avènement ? Ne considérions-nous auparavant la forêt que comme le sombre repaire, théâtre d'atrocités, décrit par les frères Grimm dans leurs contes ? Et surtout : la forêt n'est-elle un lieu de nostalgie que pour les seuls Occidentaux que nous sommes ? En dehors des notions d'ésotérisme et d'« escapisme », celle de décadence me vient ici à l'esprit. C'est la dernière du lot lorsqu'il s'agit de discréditer notre nouveau sens de la nature.

Sommes-nous réellement décadents, saturés d'un monde matériellement presque parfait ? Ne cherchons-nous rien de plus qu'un dérivatif à notre écœurement ? Un argument fréquent en faveur de ce point de vue consiste à défendre les plantations de résineux et à refuser que soient créées des réserves forestières pour la raison suivante : si, dans notre monde idéal, nous protégeons les forêts et y interdisons toute récolte de bois, alors il faudra couvrir nos besoins en important davantage. Ce qui voudrait dire plus d'exploitation abusive encore dans les forêts tropicales – alors autant autoriser sans nulle restriction l'industrie forestière locale.

Ce sont plutôt ces propos qui signent à mes yeux une vraie décadence. Quiconque s'appuie sur de tels arguments pour piller les ressources, s'accommodant par la même occasion du déclin des lois naturelles (telle la durabilité des écosystèmes) et menaçant d'aller se livrer au pillage ailleurs, ne fait qu'apporter la preuve de son ignorance. Il est, tout au contraire, matériellement et culturellement vital de protéger plus de forêts qu'auparavant. Or qu'est-ce qui pourrait mieux les protéger que des émotions positives ? Les romantiques n'ont fait que redécouvrir cette dimension : avant la sombre période du Moyen Âge, les arbres étaient considérés tout autrement, comme en témoignent les cultes germaniques et celtiques.

Selon moi, notre inclination croissante pour la nature, et particulièrement pour les forêts, est une échappée hors du monde artificiel de nos cités, un retour à l'écosystème pour lequel nous sommes faits et dont nous sommes toujours complètement dépendants. Les villes ne sont rien d'autre que le condensé de ce que nous avons fabriqué. Nos produits, s'ils y sont commercialisés, n'y sont généralement pas fabriqués et ont encore moins poussé au milieu des immeubles. Le monde artificiel qu'est la ville exerce sur nous de nombreux stimuli pour lesquels nous n'avons pas été conçus.

L'un des stimuli en question est le bruit. En 2016, l'Office fédéral de l'environnement a réalisé un sondage représentatif pour étudier les principales sources de nuisance sonore. Les personnes interrogées ont cité en tête de liste les bruits de la circulation, puis ceux du voisinage. Suivaient les bruits issus de l'activité industrielle, du trafic aérien et du rail, plusieurs sources de pollution sonore s'additionnant souvent[70]. Or le bruit est à l'origine de maladies cardio-vasculaires, ce qui conduit l'OMS à recommander que la pollution sonore nocturne durable ne dépasse pas

40 décibels A[71]. Autrement dit : tout ce qui excède un léger chuchotement peut, à la longue, provoquer au moins des troubles du sommeil.

Dormir dans la nature serait-il l'alternative ? Pas forcément, car la forêt n'est pas fondamentalement silencieuse. Les arbres bruissent dans le vent, les oiseaux chantent, les cerfs brament. Une petite pluie produit déjà 40 décibels A, un orage, plus de 80 – sachant qu'un marteau-piqueur en produit au moins 100. Mais au contraire de ce qui se passe en ville, ces bruits ne sont pas permanents, en particulier les plus forts.

Vous pourrez le vérifier en allant passer une nuit dans les bois, si cette petite aventure vous tente. Ou bien faites une simple randonnée nocturne. Les animaux ne seront pas gênés par votre présence, tant que vous ne serez pas particulièrement silencieux – ce qui vous ferait passer au sein de la faune pour un chasseur, générateur de stress.

C'est en vain que vous guetterez les sinistres bruits tant cités, car même si la forêt n'est pas parfaitement silencieuse la nuit, un grand calme y règne tout de même le plus souvent. Le vent tombe dès que le soleil disparaît à l'horizon. La plupart des animaux eux-mêmes se font silencieux ; seule, tout au plus, une chouette hulotte solitaire poussera son plaintif « hou-hou-hou-hou ». Même chez nous, dans notre maison forestière, le calme règne, et ce silence empêche certains de nos hôtes de dormir : le bruit du tramway ou des pneus sur l'asphalte leur manque. En règle générale, dormir sous les frondaisons est un pur délassement pour nos oreilles et notre système circulatoire.

Outre l'absence de bruit, la qualité de l'air est importante pour beaucoup de gens ; or l'oxygène est censé abonder dans les bois. Une promenade sous les frondaisons n'est-elle pas un pur bain d'oxygène pour nos poumons, comparée à la même balade en ville ? Ce n'est pas toujours le cas non plus, et jeter un œil à ce qui se passe l'hiver va nous éclairer. Les feuillus sont alors nus, et même les résineux sont en hibernation. Ce qui veut dire qu'à ce moment-là les hêtres et toutes les autres essences vivent de leurs réserves, c'est-à-dire du sucre qu'ils ont produit puis stocké durant l'été. De l'oxygène a bien été libéré au bout du compte lors de cette production, mais l'hiver, c'est exactement l'inverse : les arbres brûlent le sucre contenu dans leurs cellules et dégagent alors, tout comme nous, du CO_2. Mais ne vous en faites pas : vous n'étoufferez pas pour autant, puisqu'une grande partie de l'oxygène nous vient des mers, d'où les vents ne cessent de nous l'apporter en frais tourbillons.

Par exception, l'ozone (dont les molécules sont formées de trois atomes d'oxygène) est paradoxalement moins dangereux en ville qu'à la campagne. Ce gaz toxique agresse et endommage nos poumons. C'est la raison pour laquelle l'Office fédéral de l'environnement publie des alertes spéciales quand son taux s'élève trop en été. C'est, entre autres, le monoxyde d'azote émis par les véhicules qui est à l'origine de la formation de cet ozone. Quand l'ensoleillement est intense, comme par une chaude journée d'été, les gaz d'échappement réagissent au contact de l'oxygène contenu dans l'air. L'ozone ainsi formé se combine immédiatement sur le lieu de cette formation, c'est-à-dire en ville, avec de nouveaux composants de gaz d'échappement, ce qui conduit d'abord à sa dégradation. Mais si ce cocktail gazeux dérive jusqu'à la campagne sous l'effet du vent, alors l'ozone est définitivement libéré et s'accumule dans l'air ambiant. Ces jours-là, c'est donc principalement à la campagne que des symptômes physiques se manifestent.

Même si nos instincts et le désir nostalgique que nous avons d'elle nous font regagner la nature, cette dernière fait-elle les frais, elle aussi, de la culture introduite dans nos villes ? En ce qui concerne les particules, dont je vais parler maintenant, la situation est tout de même bien meilleure dans les bois.

Depuis le scandale du diesel (dit « dieselgate »), préserver la pureté de l'air est plus que jamais à l'agenda de nos gouvernements. L'Agence européenne pour l'environnement a publié, fin 2018, un rapport selon lequel quelque quatre cent quarante-deux mille personnes meurent prématurément en Europe chaque année (et six millions et demi dans le monde entier) à cause de la pollution de l'air[72]. Les particules fines ne sont pas seules en cause, les oxydes d'azote le sont aussi. Toutefois, ces substances toxiques ne proviennent pas uniquement des pots d'échappement justement mis à l'index, mais aussi des cheminées, et témoignent des plus de douze millions de poêles à bois qui, selon les données de l'office fédéral de l'environnement, répandent leur épaisse fumée sur l'Allemagne.

Ma formulation un peu négative est volontaire, car se chauffer correctement au bois est un art largement ignoré. Cela commence dès l'allumage : contrairement à ce que l'on pense souvent, l'allume-feu censé enflammer le petit bois ne doit pas être placé sous le fagot mais au-dessus. Seule cette manière de procéder évite d'enfumer le voisinage et permet à la cheminée de bien tirer. Il faut, en outre, que le bois soit bien sec pour brûler à peu près proprement – ce qui reste relatif. Tandis que le monde entier a les yeux braqués sur les voitures au diesel, la combustion du bois dégage plus de particules fines que les automobiles et les camions réunis[73]. Comprenons-nous bien : le feu de bois est agréable, et je suis le premier à prendre plaisir à allumer notre poêle en faïence. La question est juste de savoir si l'État doit promouvoir cette forme de production d'énergie, comme c'est encore le cas pour les poêles à granulés. Et l'agriculture fait le reste avec ses émanations de lisier, qui aggravent encore le problème.

Heureusement, il y a la forêt, qui peut à la rigueur filtrer, par kilomètre carré et par an, jusqu'à 7000 tonnes de particules contenues dans l'air[74]. De ce point de vue, l'air de la forêt est donc d'une grande pureté.

Si nous ajoutons aux effets de la forêt et de la nature décrits dans ce chapitre ceux présentés dans le précédent, qu'y a-t-il d'étonnant à ce que nous soyons régulièrement attirés hors des villes pour aller retrouver nos racines ? N'est-ce pas là un instinct salutaire montrant que nos sens demeurent inaltérés ? Qualifier cela d'escapisme est complètement irréaliste.

Les enfants sont nos professeurs

ALLER SPONTANÉMENT DANS LES BOIS NE SEMBLE PLUS GUÈRE possible de nos jours. Non, car cette sortie, il s'agit de bien la préparer. Je n'entends pas par là le simple fait d'en fixer la date, mais d'en mettre au point le déroulement précis. Prenons un exemple typique : départ en voiture le matin à 9 heures, arrivée estimée sur le parking à 9 h 30. Comme la famille entend arriver à l'Auberge des Bruyères (où la table est réservée) vers midi et qu'elle a pris du retard sur le parking au moment de se mettre en route, la randonnée se fait au pas de charge : hors de question que la table réservée soit attribuée à d'autres ! Dieu merci, tout s'est bien passé, et, après le copieux repas, c'est un peu plus tranquillement que notre famille regagne son véhicule. Seuls les enfants ont joué les casse-pieds. Ils ont passé leur temps à traîner, à pleurnicher parce que ça allait trop vite. Ils s'arrêtaient sans arrêt : toutes les branches étaient intéressantes, chaque souche moussue méritait d'être examinée.

Nous devrions pourtant prendre les enfants pour modèles. Car si nous allons dans les bois, c'est pour en profiter. Mais en raison de l'agitation fébrile qui règne sur un quotidien minuté, au planning géré par nos portables, nous transposons cet état à nos loisirs. Et le transmettons à nos enfants.

J'étais récemment en forêt avec une journaliste qui voulait faire un article sur les visites guidées pour enfants. Elle est venue avec une amie accompagnée de ses deux enfants pour voir comment je m'y prenais avec ces groupes-là. La rencontre s'est avérée très instructive pour moi aussi.

Les petits, d'abord tout feu tout flamme, voulaient percer tous les secrets de la forêt sans perdre une seconde. À peine leur avais-je montré quelque chose qu'ils me demandaient déjà : « Et maintenant, qu'est-ce qu'on fait ? » Je songeai alors à la consommation de divertissements à l'ère d'Internet, où l'on ne cesse de passer d'un écran à l'autre.

Je peux m'imaginer que pareil comportement déteigne déjà sur de petits enfants, mais celui de ces deux-là a changé au bout d'une demi-heure. Ils ont peu à peu ralenti le pas et fini par s'arrêter devant une souche. Je leur ai alors montré tout ce qu'il y a à découvrir sous l'écorce d'un arbre. Il y avait là des cloportes qui, soudain exposés au soleil éblouissant, filèrent se recacher dans la première fente venue, des mille-pattes qui ondulaient sur le bois pourri, occupés à chasser d'autres insectes, et des fourmis qui avaient rongé la souche pour s'y creuser un nid. Au bout de vingt minutes, les adultes voulaient déjà poursuivre leur chemin, mais je leur ai fait signe de s'arrêter. Le plaisir de la découverte était encore si vif chez les enfants que je n'avais pas le cœur d'y mettre fin. J'ai compris que c'est ainsi que devrait se dérouler la promenade idéale avec des enfants : à leur propre rythme.

S'ils doivent s'adapter à l'allure des adultes, s'ils n'ont pas le droit de faire de bruit à cause des animaux et si, à chaque découverte, ils sont priés de ne pas traîner, les sorties en forêt deviennent bien vite d'un ennui mortel pour eux. Je ressentais la même chose à leur âge. Les promenades du week-end avaient toujours un but, qu'il s'agissait d'atteindre par le chemin le plus court possible et sans s'arrêter. Il en allait sans doute tout autrement pour mes parents, qui en profitaient pour bavarder. Mais pour nous, les enfants, c'était bien plus ennuyeux que lorsque nous parcourions les bois avec nos copains, y construisions de petites cabanes et jouions au gendarme et au voleur. Et surtout : nous pouvions faire autant de bruit que nous voulions !

Lors des randonnées en famille, les parents rappellent souvent à leurs enfants d'être silencieux pour ne pas déranger la faune. Or c'est complètement inutile. Les animaux, au contraire, se détendent quand ils entendent des gens faire du bruit. Pourquoi ? Parce qu'ils savent immédiatement qu'il ne s'agit pas de chasseurs : lequel d'entre eux chasse en faisant du bruit ? Lors d'une récente visite guidée en forêt, mon collègue Josef Eichler a assisté en plein exposé à la scène suivante : le groupe était tout ouïe… mais il n'était pas le seul. Derrière lui se tenait un chevreuil qui, lui aussi, restait tranquillement là à écouter attentivement. Il gardait bien à l'œil ces gens potentiellement dangereux, mais il les considéra finalement comme inoffensifs.

Lors des visites organisées pour les enfants, je les laisse d'abord crier tout leur soûl. Leur peur initiale s'estompe ainsi (après tout, ils ne me connaissent pas du tout), ce qui les détend. Tout comme les animaux sauvages, pour lesquels il est alors clair qu'aucun danger ne menace de la part de ces jeunes visiteurs.

Après le bruit, le deuxième sujet évoqué est souvent celui de la saleté. Il est aujourd'hui admis que les enfants ont le droit de se salir, enfin de salir leurs vêtements. Pour ce qui est de leurs mains, c'est une tout autre affaire… Sortir un casse-croûte avec de la terre collée aux doigts : assister à cela sans rien dire, c'est trop demander à certains parents. La terre de la forêt est-elle vraiment sale ? Bien sûr que non puisqu'elle est constituée de minéraux et d'humus, dont les composants ne sont ni sales ni toxiques. Laissez donc les enfants fouiller énergiquement la terre, et mieux encore : faites-en autant. Les enfants savent si bien nous enseigner comment nous rapprocher spontanément de la nature ! Et quand nous réussissons à jouir comme eux de la forêt, le lien quelque peu effiloché qui nous unit à la nature retrouve alors toute sa solidité.

L'État-nation et le contrôle de la nature

DEPUIS DES MILLÉNAIRES DÉJÀ, L'HOMME ESSAIE DE SE rendre maître de la nature. Pourquoi ce désir est-il si grand ? Aucune autre espèce n'aménage spécifiquement son environnement pour l'adapter à ses besoins. Certains animaux, il est vrai, ne cessent d'améliorer leur habitat à leur guise. C'est ainsi que de nombreux grands mammifères, comme les éléphants et les cervidés, ont besoin de savanes peu boisées : une forêt dense leur offre trop peu d'herbes et de plantes herbacées. En ne cessant de paître, et surtout en rongeant les arbres, ils font donc en sorte qu'aucun peuplement d'arbres impénétrable ne puisse se développer. Et là où la canopée réussit quand même à se fermer, les arbres sont tellement abîmés à force d'être écorcés qu'il en meurt régulièrement. C'est cependant la faim qui est à l'origine de cet écorçage, et non un plan supérieur consistant, par exemple, à créer de nouvelles prairies. C'est accessoirement que les animaux améliorent ainsi leur future situation quant à la nourriture.

Nous trouvons des phénomènes comparables dans notre propre passé. Les chasseurs-cueilleurs qui couraient le monde n'ont sûrement pas changé intentionnellement la physionomie de grands paysages. Ils ont bien prélevé quelques animaux et abattu un arbre par-ci par-là afin de se procurer du bois pour se chauffer et de quoi fabriquer leurs outils, mais la forêt est restée globalement intacte.

Cette situation n'a changé qu'avec l'avènement de l'agriculture. On a alors défriché des forêts, élevé des animaux et labouré le sol. Autour des petites cités préhistoriques, la nature a été considérablement modifiée, et pourtant : même alors, cette transformation était dans l'ensemble limitée, la forêt primaire l'emportant toujours.

L'innovation déterminante fut celle de l'État-nation. Quand de nombreuses personnes sont soumises à grande échelle aux mêmes règles du jeu, une division du travail devient possible dans des proportions étonnantes. Ce système a finalement conduit à l'existence de nos voitures et de nos smartphones, alors même que la plupart d'entre nous seraient incapables de fabriquer eux-mêmes ne serait-ce qu'un seul des éléments qui les composent.

Cet État-nation, les Égyptiens l'ont inventé il y a cinq mille ans. Il a aidé les pharaons, entre autres, à édifier de monumentales pyramides. La plus grande d'entre elles, Chéops la fit bâtir en utilisant 2,3 millions de blocs de pierre, chacun pesant plus d'une tonne. Pour que l'édifice pût être achevé durant son règne de vingt ans, il fallait qu'un bloc fût taillé, transporté et mis en place en moyenne toutes les deux minutes.[75]

Pareil État peut exploiter la nature bien plus efficacement qu'un petit clan ; il peut organiser de très loin, puis répartir autrement les tâches. C'est ce qui s'est progressivement produit partout sur terre. Qu'ils fussent Aztèques, Chinois ou Romains, tous les humains se mirent soudain à mettre à profit de vastes surfaces, qu'ils commencèrent à adapter à leurs besoins. Plus la nature était contrôlable, plus il était facile de concevoir des projets fiables et plus il était possible de produire efficacement.

Cette forme de contrôle n'a cessé d'être perfectionnée jusqu'à aujourd'hui et se retrouve en de telles proportions dans nos zones urbanisées que la nature y est pratiquement méconnaissable. L'invention de l'État-nation a finalement donné le signal de départ d'une course visant à s'éloigner de la nature, course à laquelle les connaissances actuelles sont, espérons-le, en train de mettre fin. Cet éloignement vaut tout particulièrement pour les villes, où personne ne parlerait sûrement plus de forêt malgré la présence de nombreux arbres. Mais le lien qui nous unit à la nature n'a jamais été complètement rompu. Il n'y a donc rien d'étonnant à ce que l'amour que nous lui portons finisse par renaître avec d'autant plus de force que notre éloignement est grand.

Le paradoxe du rat des villes et du rat des champs

JE ME SOUVIENS ENCORE CLAIREMENT DES PREMIÈRES ANNÉES passées dans mon district. Qu'il pleuve ou qu'il vente, je profitais de la nature, et rencontrer des animaux sauvages m'enchantait. Mais il m'arrivait aussi d'être horrifié. Chaque fois que je traversais un vallon situé à proximité d'un petit village, je tombais sur des ordures. De vieilles bouteilles de verre, des batteries de voiture, voire des voitures entières, qui émergeaient du sol de la forêt me plongeaient dans la consternation. Et c'était compter sans les monceaux de vieux bidons de lessive ou de pesticides en plastique. Qui avait bien pu profaner ainsi ce vallon? Ce n'est que petit à petit que j'ai compris qu'il s'agissait là d'anciennes décharges. Ce que je ne savais pas, c'est qu'il a fallu attendre les années 1970 pour qu'un ramassage régulier des ordures voie le jour.

Qui apprécie d'avoir dans son jardin ou dans ses prés et ses champs des tessons de verre ou de la ferraille? Ils sont gênants pour le travail de la terre, dangereux et peuvent même se retrouver au milieu du foin dans les étables. La solution était donc simple : s'en débarrasser dans les bois ! On ne les aimait de toute façon pas beaucoup, ces forêts (songez aux reboisements imposés à la population rurale).

Oui d'accord, mais entre-temps la forêt a donné du travail et ainsi procuré une certaine aisance dans les villages. Dans les années 1950, les hommes travaillaient traditionnellement l'été dans leur petite exploitation agricole. L'hiver, comme il n'y avait pas grand-chose à y faire, ils se faisaient engager comme ouvriers forestiers. Des tas d'ordures sauvages auraient donc gêné aussi sur ces nouveaux lieux de travail. Mais qu'en était-il des vallons encaissés ? On ne pouvait guère, de toute façon, y exploiter la forêt, et se débarrasser là de ses ordures était bien commode : il suffisait de gagner la crête du versant avec sa charrette… et de faire basculer son chargement. Tout disparaissait en un clin d'œil, et, en ce temps-là, on ne se préoccupait pas de l'écologie.

Les ordures d'alors se composaient principalement de matières biodégradables. Cuir, bois, treillis d'osier, textiles de coton ou encore laine : tout cela ne causait guère de problèmes. Les bouteilles de verre étaient consignées, et les seuls objets non biodégradables qui étaient jetés se résumaient à des assiettes et à des pots de grès cassés. Mais après la Seconde Guerre mondiale, les choses ont changé. De plus en plus de récipients étant en plastique, un déluge d'emballages jetables a déferlé dans les ménages, puis dans les bois.

Cette forme d'élimination des déchets a pris fin dans les années 1970, mais personne n'avait envie d'aller déblayer les décharges, derrière les villages. Que faire ? Tout recouvrir de terre ! Cette idée a été mise en pratique, mais le travail a été tellement bâclé que quelques années plus tard déjà, quand tout fut tassé, les anciens déchets réapparurent. Aujourd'hui encore, des décharges désaffectées d'ampleur inconnue sommeillent à proximité de chaque village. Pour que les maires puissent dormir plus tranquilles, les communes ont souscrit une assurance censée les tirer d'embarras en cas de dégâts majeurs causés à l'environnement.

Si j'évoque ce scandale environnemental, c'est parce que l'ancienne tradition consistant à faire glisser ses ordures au fond d'un vallon perdure. Tout ce que les ruraux tiennent pour anodin, ils continuent à s'en débarrasser dans le premier vallon venu. La plupart du temps, il s'agit de déchets verts auxquels se mêlent souvent des pots de fleurs en plastique ou bien encore de gravats, qui étouffent les fragiles zones humides. Il y a partout depuis longtemps des conteneurs à déchets verts dans lesquels sont collectés le gazon et les tailles de haie, transformés ensuite en terreau. Mais à proximité des maisons isolées, des nuages de fumée noire s'élèvent régulièrement : on continue simplement à y brûler ses déchets. La plupart des villageois trouvent cela inconvenant, mais personne n'intervient.

Même dans la Suède profonde, ma famille et moi-même avons fortuitement observé cette pratique au début d'un séjour aventure. Nous avions loué pour une semaine une roulotte tirée par un cheval. Nous avions l'intention de parcourir en toute décontraction les forêts suédoises, de dormir et de manger en plein air – enfin, de ne jouir que de la nature. Arrivant d'Allemagne et touchant au but, nous nous sommes engagés dans l'entrée de la ferme. Une maison peinte en rouge nous attendait, entourée d'étables dégradées par le temps. L'organisateur du séjour et propriétaire était justement en train d'aménager un nouvel emplacement pour barbecue, dont il ratissait la terre. Malheureusement, il n'avait pas eu tout à fait le temps de finir avant notre arrivée, si bien que nous avons remarqué qu'il cachait des déchets sous cette terre, et pas qu'un peu. Inutile donc de regarder en direction du tiers-monde pour trouver à redire quant à la manière dont les déchets sont déversés dans la nature, même si l'ampleur de la pollution y est bien plus considérable.

Pour autant, les habitants des campagnes aiment profondément leurs paysages ; cet amour est juste un peu fruste. L'exemple des ordures est éloquent et nous montre que, là où la population est clairsemée, un autre rapport à la nature s'est instauré. Un rapport qu'il aurait sûrement été impossible d'établir ainsi en ville.

Et les arbres, eux aussi, s'en aperçoivent. À la campagne, si l'un d'eux gêne, on l'abat. Et l'autorisation ? Elle n'est pas nécessaire. De ce point de vue aussi, il en va tout autrement en ville. Éliminer des arbres sans y être autorisé est passible d'une amende pouvant atteindre cinquante mille euros à Hambourg et en Basse-Saxe[76]. On pourrait objecter qu'il existe en ville des règlements quant à la protection des arbres, lesquels font généralement défaut à la campagne. C'est justement là le point essentiel : les citadins et leurs représentants élus considèrent les arbres comme tellement importants que l'on se bat pour chacun d'eux. Même si, dans la pratique, ce sont souvent les administrations municipales qui les font résolument élaguer à la tronçonneuse en avançant des préoccupations de sécurité, on est, en principe, plus regardant en ville qu'à la campagne.

L'industrie forestière en témoigne. Un malheureux spécimen compte peu, dix à vingt mille arbres devant être abattus chaque année dans un district de taille moyenne. Et ce n'est pas encore le pire. Durant les mois les plus chauds, les houppiers abritent de nombreux nids d'oiseaux. Mais l'abattage n'est pas suspendu pour autant durant la période de reproduction, y compris dans les réserves ornithologiques, si bien que des poussins meurent par centaines de milliers.

Tandis que les forestiers haussent les épaules en renvoyant à leurs contrats de livraison exécutables à court terme, les propriétaires d'un jardin se voient présenter la note à la moindre infraction. En Allemagne, il est même interdit, en vertu de la loi fédérale de protection de la nature, d'y tailler sa haie entre le 1er mars et le 30 septembre. L'industrie forestière et sa gigantesque machine à détruire les nids font exception. La vie à la campagne peut être un peu plus rude, dit-on, mais cette vision des choses n'est plus du tout de saison.

Suivre les saisons, respecter le temps est essentiel pour la forêt. L'intemporalité lui irait bien, elle qui par nature ne change qu'à l'aune des millénaires. L'homme gestionnaire, quant à lui, vit moins longtemps et soumet l'écosystème à ses préférences du moment. Celles-ci sont encore visibles des dizaines d'années plus tard du fait de la longévité des arbres. C'est ainsi que les forêts reflètent aussi notre passé culturel.

Les arbres aussi suivent la mode

ATTENDEZ. CE TITRE EST TROMPEUR, CAR LES ARBRES ignorent tout de la mode. C'est nous, les hommes, qui aimons le changement, mais de toute évidence seulement en bande. Dès qu'une tendance est lancée, nous sommes nombreux à lui courir après (et je ne fais pas exception).

Ces modes n'épargnent pas les plantes. Les fruits et les légumes vous l'ont peut-être montré : un nouveau super-aliment émerge régulièrement, auquel on attribue des vertus bénéfiques pour la santé. C'est le cas, par exemple, de la baie de goji, dont le nom commercial a plus de noblesse que « lyciet commun », son nom botanique. Cet arbuste, vraisemblablement originaire de Chine, est un néophyte, c'est-à-dire une plante non indigène, qui progresse maintenant aussi dans nos contrées. Ses petits fruits rouge orangé de 2 centimètres de long sont, dit-on, gorgés de nutriments. Antioxydants, acides gras essentiels, fer, vitamines variées : cela semble trop beau pour être vrai. Qui plus est, leur saveur est censée faire de chaque muesli un mets raffiné. Du moins, en théorie. Comme mon épouse et moi-même aimons faire des expériences, nous avons commandé deux arbustes. Nous avons guetté leurs fleurs, puis leurs fruits.

Dès la deuxième année, il y avait de quoi en goûter. Les fruits, d'abord d'une douceur fade en bouche, prirent soudain une amertume désagréable. Ces baies ont beau être bonnes pour la santé, nous les laissons maintenant aux oiseaux.

Les tendances changent aussi quant aux plantes d'intérieur : des cactus aux yuccas en passant par les tilleuls d'appartement, quantité de plantes à la mode ont été introduites dans nos salons puis remises au-dehors. Pourquoi en irait-il autrement dans les bois ? Ou plutôt dans les forêts exploitées, le plus souvent composées, rappelons-le, de groupes d'arbres rassemblés par l'homme. Partout où des forestiers font planter des arbres, la mode en cours joue un rôle déterminant. L'administration forestière, qui se sent tributaire des avancées de la recherche, qualifierait bien entendu le phénomène différemment.

Mais en réalité, les régisseurs vêtus de vert sont soumis aux mêmes tentations que M. Tout-le-Monde quand ils font leur shopping. Chez eux, ce sont naturellement les arbres exotiques qui exercent une certaine fascination. Pour qu'ils puissent pousser dans leur propre district, il faut qu'ils viennent d'une zone climatique comparable et, surtout, supportent des hivers relativement froids. Cela vaut pour de nombreuses forêts des latitudes nord, c'est-à-dire nord-américaines, européennes et asiatiques. C'est la raison pour laquelle on y trouve tant de séquoias géants. J'en ai vu un à Schönbuch, cette grande région forestière du Bade-Wurtemberg. Il fait presque 50 mètres de haut pour un diamètre de 1,80 mètre à hauteur de la poitrine. C'est impressionnant, car nos essences forestières indigènes, tel le hêtre, sont le plus souvent à bout de souffle dès 40 mètres.

Cependant, ce séquoia est autant à sa place dans cette forêt qu'un éléphant au milieu des cerfs et des chevreuils. Peut-être la comparaison avec un zoo serait-elle même meilleure : ces trophées végétaux uniques en leur genre sont seuls, privés de leurs congénères et de leur écosystème, entre les hêtres et les chênes. Or une forêt complète et fonctionnelle suppose des milliers d'espèces, qui collaborent dans un subtil équilibre. Un séquoia seul, aussi grand soit-il, ne laisse en rien imaginer ce que sont les forêts nord-américaines.

Une croissance rapide a toujours fasciné l'homme. Dans les forêts, ce sont les peupliers qui, dans les années 1960, ont gagné l'amour des forestiers. Les peupliers baumiers ont été tellement cultivés et croisés que les arbres poussaient comme des champignons, atteignant jusqu'à 30 mètres en vingt ans. À titre de comparaison, même l'épicéa, dont on connaît la croissance rapide, n'atteint guère plus de 10 mètres au cours de la même période. Mais ce dont on n'avait absolument pas tenu compte, c'était l'utilisation ultérieure de ces peupliers. Les acheteurs d'allumettes, principaux clients, s'étaient retirés du marché en raison de l'apparition du briquet jetable, et il en fut de même des fournisseurs de cagettes pour fruits et légumes. Les peupliers, devenus grands et gros, ont alors posé un problème. Leur bois n'intéressait personne et, le long des routes et des chemins, les jeunes géants s'avéraient dangereux. Un peu de vent ou de neige suffisent à faire casser les branches d'un peuplier, fragiles comme le verre. Résultat : des campagnes d'abattage ont lieu partout pour éliminer les peupliers, dont le bois est ensuite bradé. Leur renaissance n'a lieu que dans les taillis à courte rotation, où leurs maigres tiges sont fauchées, broyées et brûlées au bout de quelques années dans des centrales à biomasse. Mais comme il s'agit là d'une culture agricole qui n'a plus rien à voir avec la forêt, je n'approfondirai pas la question.

Un autre exemple en matière de mode est le sapin de Vancouver, *Abies grandis* en latin. Originaire de la côte nord-ouest du continent américain, il y pousse sur une aire assez réduite, parmi d'autres résineux. Ce grand sapin fascine pour plusieurs raisons. Il croît particulièrement vite, bien plus vite que les épicéas, jusqu'ici majoritaires dans les forêts allemandes. Ses pousses peuvent atteindre un mètre par an. Et au contraire du sapin de Douglas, il supporte aisément les périodes de sécheresse, soit des événements météorologiques amenés à se reproduire de plus en plus souvent dans le cadre du changement climatique. Cette essence semble ne même pas craindre la tempête puisqu'elle s'enracine très profondément, ce qui lui permet de mieux s'ancrer que l'épicéa, le pin ou le sapin de Douglas. Si elle est cultivée en Europe depuis le XIXe siècle, sa percée à grande échelle n'a eu lieu qu'après la tempête Kyrill, en 2007. Depuis lors, de nombreuses plantations de sapins de Vancouver croissent en attendant leur future utilisation. Mais laquelle ?

J'avais, moi aussi, dans mon district quelques exemplaires de ce sapin qu'un forestier avide d'expériences avait mêlés à des épicéas quelques dizaines d'années plus tôt. Entre-temps, ils avaient pris un aspect imposant, et je les faisais abattre dans le cadre de la récolte régulière de bois. L'acheteur, qui cherchait du bois d'œuvre pour sa scierie, faisait alors la moue, comme nombre de ses collègues. La qualité du bois, tendre, est inférieure à celle de l'épicéa, si bien que les prix sont à l'avenant. C'est la raison pour laquelle, jusqu'à la tempête Kyrill, il n'y avait plus grand monde pour miser sur le sapin de Vancouver. Ce n'est que lors du débat sur le changement climatique que cette essence est ressortie du placard. Il n'était pas question de renoncer aux résineux et, comme l'avenir des épicéas, des pins et des sapins de Douglas s'annonçait morose, le sapin de Vancouver est apparu et apparaît encore comme le sauveur des forêts résineuses.

Pourquoi les forestiers ne cessent-ils de se lancer dans la culture de ces arbres à la mode ? La réponse est très simple : eux aussi ne sont que des hommes. Ils aiment les grands arbres, ce qui sort de l'ordinaire, le progrès. Mais surtout : ils ont envie de donner forme à la forêt. De nombreux collègues sont même persuadés de « faire la forêt », qui, sans eux, ressemblerait à un patient mal en point, incapable de survivre.

Toutes ces tentatives visant à adapter la forêt à nos désirs évoquent une salle de séjour que nous ne cessons de réaménager. Des arbres comme pièces de mobilier décoratives : on ne peut être plus éloigné de la nature ! C'est ainsi que mon corps de métier a perdu le contact avec la nature authentique, bien plus encore que n'importe quel citadin.

Le difficile chemin du retour

PETIT DÉJÀ, QUAND ON ME DEMANDAIT CE QUE JE VOULAIS faire plus tard, je répondais : protéger la nature. C'est ainsi qu'après le lycée le métier idéal me sembla être celui de forestier, que je m'imaginais comme une sorte de gardien de la forêt.

Un parfum de romantisme entoure toujours cette fonction. Les histoires et les contes y ont contribué, tout comme les films régionalistes des années 1950, dont certains héros s'opposaient à l'abattage des forêts. Comme nous l'avons vu, la plupart des forestiers, confortés par l'image positive de leur métier, sont convaincus d'œuvrer pour le bien de la forêt. Il convient de l'entretenir pour la préserver, sinon elle va disparaître. Cette manière de voir les choses, on me l'a inculquée à moi aussi durant mes études. Je ne pense pas qu'il fallait y voir une mauvaise intention, bien au contraire : les forestiers aiment la forêt et s'efforcent de la préserver.

À l'heure du changement climatique, les arbres sont bien trop lents pour pouvoir réagir à l'évolution de leur environnement. C'est ainsi que les arbres des régions chaudes sont incapables de remonter assez vite jusqu'à nous, tandis que nos essences indigènes échouent à s'échapper vers le nord. Pour cela, il leur faudrait des siècles, voire des millénaires : un temps dont ni elles ni nous ne disposons. Alors, quoi de plus naturel que d'intervenir et de les aider un peu en acheminant des graines par la poste et en créant des pépinières ?

En même temps, il faut naturellement produire du bois et, dans la mesure du possible, faire en sorte de satisfaire l'industrie locale. Réussir ce grand écart n'est pas d'une grande simplicité. Et pour couronner le tout, il faut en plus que la sylviculture publique soit rentable. Or tout cela réuni n'engendre que des ennuis. Car la forêt est finalement bien trop peu étudiée pour que puissent être évalués les résultats de manipulations de toutes sortes la concernant.

Prenons un exemple : certains écologistes se plaignent du déclin des espèces aimant la chaleur, comme la sauterelle, la fourmi rousse des bois ou encore l'abeille sauvage. Ces espèces peuvent être favorisées en ouvrant le couvert forestier : plus de soleil perçant jusqu'au sol, c'est plus d'herbes et de plantes herbacées qui y poussent de sorte qu'elles trouvent alors plus de nourriture. En outre, ces insectes ont besoin de réchauffer leur corps au soleil pour se mettre en mouvement. En conséquence, les forestiers abattent plus d'arbres pour protéger la nature qu'il n'est bénéfique pour la forêt elle-même. Car nombre d'espèces aimant la chaleur ne sont absolument pas originaires de la forêt : celle-ci n'est pour elle qu'un habitat de substitution, qui remplace le terrain perdu dans les champs. Là, les paysans en agriculture conventionnelle aspergent d'insecticides et font mourir tout ce qui ne sert pas la production. Ce sont eux qui devraient changer de méthodes, mais, au lieu de cela, c'est la sylviculture qui cède à la pression et offre un refuge aux animaux des champs chassés de leur habitat d'origine.

Or ce nouveau logis était déjà occupé, comme le montre le bilan établi pour nos hêtraies : quelque dix mille espèces animales y ont été recensées, et nombre d'entre elles dépendent de l'obscurité, de l'humidité et de la fraîcheur qui règnent sous les géants feuillus. Mais ces espèces ont souvent pour handicap d'être très petites, voire laides par-dessus le marché. Les acariens, par exemple, ont certainement moins de défenseurs que les lièvres, qui vivaient autrefois dans les steppes et se sentent maintenant fort bien dans de nombreuses forêts. Si ce n'est dans un parc naturel comme celui de l'Hunsrück, en Rhénanie-Palatinat. J'ai pu y contempler une ancienne forêt transformée en pâturage parsemé de vieux chênes. La population rurale pouvait jadis y faire paître son bétail et, à l'automne, les cochons trouvaient sous les arbres des glands, avec lesquels ils se fabriquaient une épaisse couche de lard avant d'être abattus.

Les animaux de la forêt ne se sentent pas très bien dans ce genre de milieu, contrairement aux papillons et aux cervidés. Alors, tous les ans, on emploie les grands moyens et l'on y fauche à la machine pour empêcher que la forêt ne s'impose à nouveau sous la forme de jeunes arbres. Les cerfs, par exemple, aimeraient sûrement mieux paître dans les prairies inondables, là où poussent naturellement aussi bien des arbres que de l'herbe. Ce type de paysage semi-ouvert fut autrefois créé par les glaces flottantes. Au printemps, les cours d'eau se libéraient du gel, et, à la faveur de la fonte des neiges, l'eau emportait de lourds blocs de glace à travers la forêt riveraine. Au passage, ces derniers fauchaient les jeunes arbres et endommageaient gravement les plus vieux. Dans les brèches ainsi ouvertes, les herbes et les herbacées, base de subsistance des grands herbivores, pouvaient alors pousser. Les bisons, les élans et les chevaux sauvages ont disparu, mais les cervidés, eux, ont réussi à subsister. Et si nous leur rendions au moins une petite partie de leur habitat traditionnel ?

Oui, mais c'est que nous vivons dans les vallées et y prenons beaucoup de place. Tous les jours, l'asphalte et le béton grignotent un peu plus les plaines, si bien que c'est une surface d'environ 100 kilomètres carrés supplémentaires qui disparaît chaque année en Allemagne ; cette surface correspond à celle d'un parc national, tel celui de la Forêt-Noire, de l'Eifel ou de l'Hunsrück. Mais dans ces zones urbanisées, on ne peut se permettre de créer des parcs nationaux, et on n'en a pas envie non plus. Soit dit en passant, c'est au fond de ces vallées que se trouvent les sols les plus fertiles parce qu'ils subissaient jadis les inondations et sont très riches en nutriments. Ils conviendraient parfaitement tant pour nous nourrir que pour permettre aux animaux de paître, mais ils sont ensevelis sous les routes et les maisons pour on ne sait combien de temps. La faune des prairies est ainsi repoussée dans les bois, où elle ne trouverait naturellement presque rien à manger. Mais les forestiers peuvent lui venir en aide. En éclaircissant les peuplements, ils permettent à toutes sortes d'herbes et d'herbacées de repousser entre les arbres. Et puis l'on défriche des hectares entiers, que l'on aplanit et ensemence, afin de créer des pâturages pour le gibier. Là, les cervidés, mais aussi les lièvres et les papillons diurnes, se sentent bien. En concordance avec la sylviculture intensive, de nombreuses forêts exploitées tiennent aujourd'hui davantage de la savane que de la forêt proprement dite.

Si tout le monde n'entend pas révolutionner la forêt, il est très simple de faire quelque chose pour les arbres. « Consommez moins de bois ! » est le mot d'ordre. Sous ma plume, celui-ci vous paraît peut-être étrange, car c'est bien un livre que vous avez en ce moment entre les mains, un livre en papier ! Et pour le fabriquer, il a fallu du bois, ce qui vaut aussi pour les meubles, les charpentes et les clôtures. Mais tous ont en commun d'être des produits durables. Plus leur qualité est bonne, plus on s'en sert longtemps et moins on a besoin de les remplacer souvent – ce qui économise le bois.

Il n'en va pas de même pour les emballages. Dans le cadre des efforts mondiaux visant à bannir le plastique de l'environnement, on utilise de plus en plus de papier et de carton. Si c'est bon pour l'environnement, puisque la part de plastique rejeté dans les mers se réduit, cela l'est moins pour les forêts. Elles ne peuvent déjà plus couvrir notre immense besoin de bois, et ce dernier ne cesse de croître. Pourquoi ? Principalement parce que le bois est considéré comme le type même de la matière première écologique, et cela pour deux raisons évidentes. La première, c'est qu'il est renouvelable puisque, là où un arbre est abattu, il en pousse toujours un autre, à condition que leur terrain ne soit pas converti en surface agricole ou en cité. La seconde, c'est que l'usage du bois est considéré comme climatiquement neutre. En effet, en brûlant dans un poêle (car c'est là ou dans une centrale à bois que finit un jour tout bois hors d'usage), un arbre ne peut pas rejeter plus de CO_2 qu'il n'en a retenu lors de sa croissance.

Penchons-nous un peu sur ce point : non, utiliser du bois n'est pas climatiquement neutre. Le compte est bon concernant l'arbre. En effet, il ne peut, lorsqu'il est utilisé ou brûlé, libérer plus de CO_2 qu'il n'en a stocké dans son bois en grandissant, lorsqu'il pratiquait la photosynthèse et produisait des composés carbonés. Mais cela n'est qu'une partie du processus. Feuilles, branches, écorce, fruits, arbres morts :

tout cela s'accumule dans le sol sous forme d'humus. De plus, les forêts intactes stockent au moins deux fois plus de biomasse vivante que les forêts exploitées. Y abattre des arbres revient à vider doublement cette réserve. D'une part, la biomasse vivante diminue ; d'autre part, l'humus contenu dans le sol se décompose. Pour quelle raison ? Parce que les rayons du soleil pénètrent la forêt et réchauffent la terre. Les champignons et les bactéries s'activent alors et dévorent la substance organique sans presque en laisser une miette. C'est à ce moment-là, comme quand nous digérons, que du dioxyde de carbone s'échappe dans l'air. Par conséquent, toutes les opérations inhérentes à l'exploitation forestière nuisent au climat de telle sorte que la combustion de bois rejoint l'utilisation du pétrole et du charbon. Non, le bois n'est pas la matière première écologique irréprochable que l'on veut nous vendre. Le papier a pour seul avantage de se dégrader dans l'environnement sans laisser de résidus, tant qu'il n'est pas imprimé. Mais quel sac est sans logo ni matière plastique ? Sans compter qu'on l'utilise rarement plus d'une fois, sa résistance laissant à désirer.

Qu'en est-il du premier argument, celui de la matière première renouvelable ? Malheureusement, il n'est guère convaincant non plus, car le monde entier est maintenant pris d'une telle boulimie de bois qu'elle ne saurait être satisfaite par une sylviculture durable. Les forêts primaires disparaissent les unes après les autres et sont remplacées par de monotones monocultures d'eucalyptus ou de pins. Sauver notre environnement du flot de plastique est une louable intention. Seulement voilà : le remplacer par le papier contribue hélas ! à accélérer les destructions ailleurs !

Alors, comment faire autrement ? L'alternative, c'est moins d'emballages ! Ce mouvement a déjà existé dans les années 1970 et 1980. Jusque dans le milieu des années 1990, on trouvait partout en Allemagne des sacs réutilisables; quant au lait, à la charcuterie et au fromage, ils nous étaient vendus dans les récipients que l'on apportait. Je me souviens encore des opérations menées à l'école, quand nous récupérions les couvercles de pots de yaourt. C'est qu'ils étaient en aluminium, un métal précieux dont l'extraction demande beaucoup d'énergie. En guise d'explication, notre professeur de chimie nous avait emmenés visiter une usine d'aluminium. La force du courant électrique circulant nous avait alors beaucoup impressionnés: les pièces que nous avions dans nos poches se collaient les unes aux autres, nous montrant combien la production d'aluminium est énergivore. Et c'est avec d'autant plus de zèle que nous avons collecté par la suite chaque pellicule argentée (comme je l'ai évoqué plus haut). Aujourd'hui, étant donné qu'une voiture sur deux est équipée de jantes en aluminium massif et que de nombreux vélos sont dans le même métal, nos efforts d'alors, s'ils sont attendrissants, ne semblent pas avoir donné grand-chose. Et puis ils n'ont pas duré longtemps.

La chute du rideau de fer, la politique mondiale de détente, la croissance économique, non seulement en Europe mais aussi dans les pays nouvellement industrialisés et en voie de développement… par rapport à ces événements, sans passer complètement au second plan, la protection de la nature est tout de même devenue moins désirable. Je m'en suis également rendu compte en faisant visiter la forêt à des jeunes. Si, à mes débuts, ils étaient encore bien informés et engagés, ces qualités ont beaucoup décliné jusqu'à l'aube des années 2000. La protection de la nature vient juste de retrouver ses lettres de noblesse, mais cette fois l'évolution me semble plus durable. Et une question focalise l'attention : le changement climatique. Les arbres sont en l'occurrence nos alliés naturels, à condition que nous cessions de ne voir en eux qu'une matière première biologique.

Faire face au changement climatique

Tout le monde a les yeux braqués sur le CO_2 comme le lapin fixe les phares d'une voiture sans bouger. Au passage, on en oublie d'autres éléments, comme l'eau. Son évaporation a un effet rafraîchissant, chacun le sait. Quand nous transpirons l'été, c'est grâce à ce processus que notre température corporelle ne grimpe pas trop. La forêt en fait autant. Les arbres laissent s'évaporer d'énormes quantités d'eau : par une chaude journée d'été, un hêtre peut à lui seul en dégager jusqu'à 500 litres. Les forêts se rafraîchissent alors de plusieurs degrés, ce que vous pouvez même ressentir : quand on passe d'un milieu ouvert à une forêt, ce n'est pas seulement l'ombre qui fait la différence, c'est aussi l'effet spécifique des arbres.

La plupart d'entre eux n'aiment pas la chaleur et préfèrent la fraîcheur humide. C'est du moins le cas des essences présentes dans les régions tempérées des latitudes nord, là où se trouvent les plus grandes forêts du monde. Quand il fait frais et humide, il s'évapore moins d'eau du sol, si bien que la photosynthèse bat son plein.

Un célèbre journaliste météo m'a dit un jour combien lui aussi le remarque. En forêt, les températures grimpent en avril à mesure que le soleil monte dans le ciel, puis ne rebaissent sensiblement qu'en mai. La cause de ce phénomène serait le débourrement des arbres, dont les jeunes feuilles commencent à produire une importante évaporation. Que l'on puisse s'en apercevoir tient du miracle. Car il ne subsiste en Allemagne que 12 % des forêts de feuillus d'antan. Ce qu'il en reste n'est pas fait de vieux arbres à l'effet particulièrement rafraîchissant mais surtout de très jeunes forêts exploitées, à l'équilibre hydrique très perturbé. Si l'effet rafraîchissant résiduel est impressionnant, il n'est pourtant qu'un pâle reflet de ce qu'il pourrait être.

Vous imaginez-vous à quel point de grandes forêts intactes, recouvrant la moitié d'un continent, régulent le climat terrestre ? Si c'est le cas, alors vous êtes très en avance sur de nombreux politiques, puisque ces derniers entendent combattre le changement climatique en faisant abattre des arbres. Faire brûler du bois serait climatiquement neutre, prétend-on, comme on l'a vu, étant donné que pour chaque arbre abattu un autre est planté, ce qui enclencherait un cycle éternel. De plus, il serait sans importance que l'arbre soit décomposé par des bactéries et des champignons après sa mort ou que son bois finisse dans un poêle : dans les deux cas, il se retrouverait dans l'atmosphère transformé en dioxyde de carbone. Or les arbres morts décomposés ne finissent pas sous forme de gaz dans l'atmosphère, mais en grande partie sous forme d'humus dans le sol. Là, ils stockent le gaz à effet de serre sous forme de carbone pour des millénaires. En outre, les arbres d'une forêt primaire vivent bien plus longtemps que ceux de nos plantations, si bien que de grandes quantités de CO_2 restent stockées en eux sous forme de biomasse vivante.

Les épicéas et les pins plantés en rang d'oignons, en revanche, font de mauvais « réservoirs de CO_2 », et cela pour de tout autres raisons encore : même s'ils ne finissent pas coupés ras, la nature se charge souvent de les détruire en les faisant renverser par la prochaine tempête hivernale. L'explication se trouve dans leur verte parure : contrairement aux feuillus, ils la gardent l'hiver sur leurs branches, si bien qu'ils opposent une résistance bien supérieure au vent. À partir de 25 mètres de hauteur, l'effet de levier qu'exerce un houppier bruissant dans la tempête est tel que de nombreux arbres basculent. Et une fois au sol, soit ils pourrissent, soit leur bois est utilisé (puis brûlé quand il est vieux). Et dans les deux cas, le dioxyde de carbone qu'ils contiennent est complètement libéré.

Complètement ? N'ai-je pas écrit qu'une grande partie du bois mort restant en forêt demeure durablement dans le sol sous forme d'humus ? Oui, c'est vrai, mais cela ne vaut que pour les forêts primaires, dans lesquelles un vieil arbre meurt ici et là de temps en temps. Cette mort unique ne modifie en rien le microclimat ; la forêt reste tout de même fraîche et ombragée.

Il en va tout autrement sur une coupe à blanc ou là où des arbres ont été renversés par la tempête : sur les terrains en question, le soleil tape dur, permettant aux bactéries et aux champignons de se porter à merveille. Ils décomposent sans en laisser une miette toute la substance organique et font en sorte que le moindre fragment de bois se retrouve dans l'atmosphère sous forme de dioxyde de carbone. Le bois d'œuvre en fait d'ailleurs autant. Le responsable d'une grande association de protection de l'environnement m'a un jour raconté que la durée de conservation moyenne des produits durables issus du bois n'était que de douze ans. « Ensuite, me dit-il, les livres, les meubles ou le bois d'œuvre deviennent des déchets que l'on brûle dans des incinérateurs et qui libèrent tout le CO_2 accumulé. » Ajoutées aux immenses réserves d'humus contenues dans le sol de la forêt, ce sont ainsi, par kilomètre carré, jusqu'à 100 000 tonnes de gaz à effet de serre qui se retrouvent dans l'atmosphère. Et ce ne sont pas les seules conséquences.

Il se peut que l'effet rafraîchissant précédemment évoqué ait plus d'importance encore qu'on ne le supposait. Si les zones climatiques tempérées du cœur de l'Europe étaient encore recouvertes de hêtraies primaires, alors, les récentes canicules n'auraient certainement pas été aussi fortes. On peut même se demander si le thermomètre aurait un jour affiché 30 degrés. Bien entendu, ce raisonnement est contradictoire puisque, dans un tel scénario, la société industrielle moderne, celle qui nourrit le changement climatique, n'aurait pas sa place. Mais il resterait encore les forêts qui ont subsisté jusqu'à aujourd'hui ou ont été replantées. Seulement, elles ne sont pas très rafraîchissantes, ce qui tient entre autres aux essences cultivées. Les épicéas, par exemple, toujours les plus nombreux en Allemagne, sont plus foncés que les hêtres et les chênes. Rien que pour cette raison, ils se réchauffent davantage.

Lors d'une étude internationale, une équipe, réunie autour de la chercheuse Kim Naudts de l'Institut Max-Planck de météorologie, est arrivée à la conclusion que l'évolution de la sylviculture européenne au cours de ces trois derniers siècles a provoqué, malgré le reboisement massif, une augmentation des températures estivales supérieure à 0,12 degré[77].

Cela vous semble peu ? Songez au vif débat actuel autour des 1,5 à 2 degrés que le réchauffement du climat terrestre ne saurait dépasser. Le chiffre après la virgule, sans importance pour certains, fait déjà une énorme différence, comme va nous le montrer cette comparaison. En supposant que la température moyenne globale augmente de 1,5 degré (un chiffre que nous allons certainement bientôt atteindre), alors 0,12 degré correspondrait à 8 % de cette hausse. C'est plus que la contribution au réchauffement global d'un pays tel que l'Inde par ses émissions de gaz à effet de serre[78].

Mais attention : cette comparaison ne vaut qu'à l'échelle régionale ! Alors que la sylviculture européenne ne contribue à l'augmentation des températures qu'en Europe, les gaz à effet de serre d'origine industrielle agissent globalement à la faveur du mélange de l'air. Notre comparaison est donc quelque peu boiteuse, mais elle dit quand même vrai. Car pour nous, là où nous sommes, ce qui importe en premier lieu, c'est l'intensité du réchauffement du climat local (ou dans quelle mesure nous pouvons en atténuer les conséquences en agissant sur place). Et c'est dans le Grand Nord que l'on voit le mieux à quel point les modifications locales de températures sont peu conformes aux températures moyennes mondiales. Là-bas, la région la plus boisée de la Terre est particulièrement concernée par le changement climatique. Selon le professeur Markus Rex de l'Institut Alfred-Wegener, spécialisé dans la recherche polaire, la température augmente dans l'Arctique deux fois plus vite que partout ailleurs en moyenne[79]. Cela conduit à d'étranges situations météorologiques, comme lorsqu'en février 2018 une augmentation de 6 degrés a été mesurée au Groenland, en pleine nuit polaire.

Les forêts de Sibérie, de Scandinavie ou d'Amérique du Nord, en particulier celles qui poussent juste avant le passage à la toundra et sont donc adaptées au grand froid, font face à de nouveaux défis. À l'origine, les étés étaient courts et plutôt frais dans ces régions, et le manque d'eau ne jouait aucun rôle : que pouvait-il bien s'évaporer en si peu de temps ? Les dernières neiges fondaient en juin, les premières tombaient en septembre, et entre-temps les arbres pratiquaient une brève photosynthèse. Cela leur suffisait pour grandir très lentement. Plus au nord encore, c'en était définitivement fini des arbres, du moins des grands. Car avec une période végétative limitée à quelques semaines, seuls des herbes et de petits arbrisseaux subsistent encore. Les arbres qui poussent là sont, en botanique, assimilés aux arbrisseaux parce qu'ils ne dépassent guère 30 centimètres. Dans ces contrées, le bouleau nain et le saule des montagnes succèdent sans transition à l'airelle rouge et au lichen, et tous passent le plus clair de l'année tapis sous une épaisse couche de neige.

Mais un bouleversement est en cours. Le changement climatique fait fondre de plus en plus tôt la couverture neigeuse, et elle revient de plus en plus tard après l'été. Les frontières des zones de végétation se déplacent, et le volume des précipitations évolue également beaucoup dans ces régions. Il y a quelques années déjà, une gardienne de rennes m'a raconté que, là où elle vit, les chutes de neige ont considérablement augmenté. C'est une catastrophe pour les rennes, car il leur faut gratter le sol pour y chercher du lichen. Plus la couverture neigeuse est épaisse, plus l'entreprise est difficile et éreintante pour ces animaux.

Un surprenant exemple venu d'Alaska nous montre à quel point l'écosystème change. Là-bas, le castor ne cesse de se propager vers le nord. Pourquoi ? Parce que la hausse des températures permet aux arbrisseaux et aux petits arbres de s'implanter et de gagner en hauteur. Pour le plus grand bonheur du castor, qui a besoin de branches et de petits troncs pour manger et construire ses digues. En les édifiant, il crée des mares, là où le sol était autrefois sec[80]. Mais ce qui ferait danser de joie les écologistes allemands inquiète les chercheurs du Grand Nord. Car sous les nouvelles eaux, le permafrost se met à fondre bien plus vite ; la substance organique qu'il contient se décompose et dégage par la même occasion des gaz à effet de serre dans l'atmosphère.

Mais si le castor gagne le Nord, c'est parce que sa nourriture et son matériau de construction que sont les plantes ligneuses font de même. Les arbres reconquièrent le Grand Nord, pourrait-on également dire. D'un point de vue climatique, cela a aussi des conséquences positives. Les arbres retiennent du CO_2 qu'ils stockent sous forme de bois. Il serait cependant préférable que nous laissions repousser plus de vraies forêts sous nos latitudes. Le dioxyde de carbone serait alors stocké là où il doit l'être, et les toundras de l'Arctique pourraient rester ce qu'elles sont.

J'ai déjà évoqué à plusieurs reprises le fait que les hommes, et surtout les forestiers, aiment donner forme à la forêt. Il devrait maintenant être clair qu'utiliser du bois n'est pas climatiquement neutre mais renforce encore l'effet de serre. Si je le rappelle, c'est parce que c'est pourtant le chemin que prend l'administration forestière. En effet, celle-ci recommande au monde politique de planter à nouveau davantage de résineux. Chaque tronc que l'on débite et qui finit en charpente ou en pièce de mobilier serait profitable au climat. En effet, le CO_2 serait durablement stocké dans le bois de ces produits. Et nous voilà revenus à l'étude menée par Kim Naudts et ses collègues.

Il existe de sérieux arguments contre la culture des résineux. Les plantations d'épicéas, de pins et de sapin de Douglas sont d'une grande fragilité face à la tempête et aux attaques d'insectes. En 2018, nous avons pu observer que, sous l'effet des fortes chaleurs, les forêts résineuses européennes mais aussi du monde entier étaient envahies par les scolytes sur des kilomètres carrés et en mouraient. Une fois le bois complètement utilisé, il est resté d'innombrables coupes à blanc, qui dégagent maintenant des gaz à effet de serre dans les quantités précédemment décrites.

Les malentendus et la destruction de la nature sont à leur comble quand, au motif de protéger le climat, du bois est brûlé dans des centrales électriques au charbon. C'est ce que fait, par exemple, l'exploitant britannique Drax. Selon le site Internet Plattform-wald-klima.de dédié à l'énergie durable, il importe des granulés de bois, entre autres, du sud-est des États-Unis. Le bois utilisé provient de forêts marécageuses, qui sont coupées à blanc et dont les sols tourbeux dégagent aujourd'hui dans l'air d'énormes quantités de gaz à effet de serre. En 2018, 7 millions de tonnes de ce bois avaient déjà été transformées en dioxyde de carbone et en eau dans les chambres de combustion. Selon une étude du gouvernement anglais, l'empreinte carbone de ces mesures est jusqu'à trois fois supérieure à celle de la combustion de charbon. Pourquoi le fait-on quand même ? Parce que, sur le papier du moins et selon la réglementation actuelle, le bois est toujours considéré comme climatiquement neutre, quel que soit l'usage que l'on en fait.

À l'avenir, Drax veut d'ailleurs isoler le CO_2 du gaz de fumée et – c'est à peine croyable – le vendre à des brasseries. Ces dernières sont ensuite censées le mélanger sous forme d'acide carbonique à leurs boissons. Or en dehors du fait que l'on ne peut pas vendre tant de bière que cela, tout consommateur sait que l'acide carbonique s'échappe à nouveau sous forme de CO_2, soit directement de la bouteille, soit du gosier des amateurs.

Ce qui me tient à cœur, c'est que la protection du climat soit à l'avenir soutenue par une moindre consommation de bois et par la restauration du plus grand nombre possible de surfaces boisées. Car les forêts primaires sont bien nos plus puissantes alliées face au changement climatique.

Petit à petit, l'oiseau fait son nid

IL Y A NEUF MILLE CINQ CENT CINQUANTE ANS, NOS ANCÊTRES vivaient encore à l'âge de la pierre. L'agriculture, qui venait juste d'être inventée, n'était pas encore très répandue, et les célébrités actuelles, telles qu'Ötzi, « l'homme des glaces », ne feraient leur apparition que quelque cinq mille ans plus tard.

Pourtant, un événement apparemment ordinaire s'est produit dont les conséquences persistent : une malheureuse graine d'épicéa est tombée par terre dans la montagne suédoise. Elle y a germé : Old Tjikko est né. En ce temps-là, le petit arbre n'avait pas encore de nom, il n'était qu'un arbre parmi des millions. Mais il se distinguait déjà par sa résistance. Ni les changements climatiques répétés, ni les catastrophes météorologiques, ni les bêtes affamées n'ont eu raison de lui : Old Tjikko a survécu et il est aujourd'hui considéré comme le plus vieil arbre de la Terre. L'amoureux des arbres que je suis se devait naturellement d'aller voir cet ancêtre.

Le 10 mai 2018, ce jour est finalement arrivé. Après Stockholm puis Mora, la route se fit de plus en plus étroite, la circulation, plus calme, et les maisons typiques rouge et blanc se firent de plus en plus rares. J'ai fini par prendre le dernier embranchement en direction du parc national de Fulufjället. La petite route sinueuse se faufilait entre les vieux arbres et les ruisseaux impétueux – nous étions en pleine fonte des neiges. Le parking devant l'entrée du parc était désert, à l'exception d'un véhicule, car la saison des randonnées avait à peine commencé. Le quatre-quatre était celui de Sebastian Kirppu, le guide qui allait me montrer le chemin.

Il m'avait déjà appelé alors que j'étais encore sur la route. « Thé ou café ? » Super, cela promettait une journée de détente, sans se préoccuper de l'heure. Tout en mâchonnant des gâteaux secs, nous avons commencé par déambuler dans le hall d'accueil des visiteurs, désert puisqu'il n'était pas encore ouvert. Mais j'étais attiré par l'extérieur. J'étais tellement impatient de voir Old Tjikko !

Le soleil rayonnait sur la montagne, et il faisait chaud – anormalement chaud. D'après ce que m'avait dit Sebastian, je m'étais préparé à une excursion difficile, lors de laquelle nous grimperions péniblement, raquettes aux pieds. Mais en réalité, la neige avait déjà presque disparu, et des températures supérieures à 20 degrés faisaient sécher les chemins. L'expédition se mua donc en promenade, mais celle-ci se révéla passionnante.

D'étroites passerelles de bois se succédaient, franchissant de petits marécages qui alternaient avec des groupes d'arbres. À peine avions-nous fait quelques pas que Sebastian quitta la première passerelle pour m'entraîner sur des tapis de neige résiduels. Nos pas nous menèrent jusqu'à la souche d'un pin à moitié pourrie, brisée à 2 mètres de hauteur. « Il faut qu'on regarde ça. » Sebastian montrait du doigt un petit lichen d'un vert éclatant, qui s'était agrippé au bois mort et ressemblait à un minuscule buisson. « N'y touche surtout pas ! C'est avec ça qu'on empoisonnait les loups autrefois ! » Malgré sa propre mise en garde, mon guide effleura de l'index le petit organisme.

Quand Sebastian me dit que ce végétal était menacé de disparition, j'en fus désolé. Les exigences du « lichen au loup » sont si particulières, me précisa-t-il, qu'elles sont incompatibles avec la sylviculture moderne. C'est qu'il en met du temps à trouver sa place... Il faut d'abord qu'un pin pousse dans la forêt (un épicéa ne fait pas l'affaire). Ce pin doit devenir un très vieil arbre, d'au moins plusieurs siècles. Une fois mort, son tronc mettra encore des siècles à s'effondrer. Il s'atrophiera tout doucement, parcouru de fissures et de crevasses, mais ne pourrira pas, car le bois du pin est imprégné de résine. Ce n'est qu'à ce moment-là que le « lichen au loup » pourra enfin s'installer et révéler son vert singulier.

Je regardais ce tronc, ébranlé. Où, chez moi, y a-t-il une forêt dans laquelle les arbres atteignent un si grand âge ? S'il n'y a pas de « lichen au loup », il s'y trouve peut-être d'autres créatures qui, elles aussi, ont besoin de forêts éternelles.

Nous nous sommes vite retrouvés en pleine discussion sur la sylviculture moderne. Une compréhension approfondie de la complexité de ces habitats fragiles fait souvent défaut, comme en témoignent les coupes à blanc réalisées non seulement en Suède, mais aussi dans certains parcs nationaux allemands, par exemple.

Mais nous n'eûmes pas le temps de broyer du noir car, quelques mètres plus loin, Sebastian s'arrêta de nouveau. Old Tjikko attendrait bien une ou deux heures de plus ! Et, cette fois encore, nous avons examiné une souche semblable, de pin, sauf que celle-ci était roussie par le feu. Avec la meilleure volonté du monde, je ne remarquai rien d'exaltant. Mais Sebastian sortit une loupe de sa poche et me montra de minuscules points noirs. Encore un lichen, auquel il fallait un temps incroyable pour trouver sa place. Contrairement à son congénère vert, il lui faut un ingrédient de plus : le charbon de bois. Mais pas n'importe lequel, non. Ce charbon-là doit avoir au moins 100 ans et se trouver à la surface d'un vieux bois. C'est là et seulement là qu'il est à son aise et passe facilement inaperçu.

Tandis que les visiteurs ordinaires (dont je fais absolument partie) sont facilement émerveillés par les fleurs multicolores qui tapissent les forêts de montagne suédoises, les lichens, soumis à la lenteur, ne suscitent aucun intérêt. Si l'élimination des forêts primaires et la culture de plantations les font disparaître, il n'y aura personne pour les regretter. À l'exception de quelqu'un comme Sebastian, bien entendu, qui fait tout pour soustraire de nouvelles forêts à la boulimie de l'industrie forestière. Pour cela, il se rend dans des forêts primaires qui doivent être abattues sous peu. La plupart du temps, les forestiers responsables du projet minimisent son impact, contestant l'existence d'espèces rares. Ou bien ils acceptent dans le meilleur des cas que des îlots d'arbres de quelques mètres de diamètre soient épargnés – ce qui est bien insuffisant pour une biocénose complète. Sebastian aime faire la comparaison avec une ville, dans laquelle tous les immeubles seraient démolis sauf un. Tous les habitants seraient alors obligés de déménager dans l'immeuble restant, ce qui s'avérerait naturellement impossible. Il en va de même pour les milliers d'espèces qui perdent ainsi soudainement leur logis. Parfois, Sebastian a réussi à empêcher un abattage *in extremis*, mais souvent il a échoué. C'est pourquoi il n'est pas satisfait, alors qu'il pourrait être très fier de lui.

Avant de gravir enfin la pente qui mène au haut plateau, nous avons fait une courte halte près d'une impressionnante cascade. À la faveur de la fonte des neiges, des flots d'eau dévalaient l'escarpement et formaient des nuages d'écume scintillant au soleil. Des visiteurs en baskets étaient, eux aussi, arrivés jusque-là, puis s'en étaient retournés après avoir fait un rapide selfie et jeté sur le site leurs canettes de soda. On voit là combien la nature est dévoyée en événement touristique. Seule intéresse la photo à rapporter chez soi, histoire d'impressionner. Le fait que niche dans l'à-pic voisin de la cascade une espèce rare de faucon échappe à la plupart des visiteurs.

Mais le sentier se fit plus escarpé, et nous étions seuls. De champs de neige en pierriers, nous avons gagné le haut plateau, d'où la vue sur l'ensemble du parc national était à couper le souffle. Malheureusement, il était facile d'en discerner les contours : ce sont les coupes à blanc qui désignent les lieux où l'homme s'affaire à balafrer la couverture de verdure.

« Il est là, derrière ! » Sebastian pointait du doigt un petit triangle vert à l'horizon. Le lichen sec crissait sous nos bottes tandis que nous avancions péniblement vers notre but.

Et puis ce fut le moment tant attendu : un épicéa ébouriffé par le vent émergea là, devant nous, d'un coussin de branches vertes. Le paysage alentour, tout de blocs de roche, soulignait la pauvreté du haut plateau. Que me suis-je dit alors ? Même si mes yeux sont restés secs, j'étais tout de même très ému. Je suis resté muet un moment en pensant à tout ce temps durant lequel ce petit arbre chétif avait subsisté là. Près de dix mille ans s'étaient écoulés depuis sa germination ; les mammouths avaient disparu, Stonehenge avait été érigé, et l'on avait construit les pyramides. À plusieurs reprises, le climat était passé du froid au chaud et inversement, mais l'épicéa était toujours à sa place, indemne, intact.

En dehors des variations du climat, il n'avait certainement pas vécu grand-chose – du moins du point de vue d'un homme. Car si Old Tjikko était devenu si vieux, c'est parce qu'il avait poussé tout doucement ; or qui croît lentement a une maturité sexuelle tardive.

Cette lenteur est due à l'environnement : là-haut, la période végétative est très courte, les hivers sont rigoureux et longs – si bien qu'il reste peu de temps pour pratiquer au moins une brève photosynthèse. Le petit arbre ployant souvent sous d'énormes masses de neige, un rameau latéral a régulièrement remplacé sa pousse principale brisée. L'« arbre » actuel n'a donc que quelques centaines d'années ; le vieil épicéa proprement dit se compose de la souche et des broussailles au sol.

C'est alors que cette question s'est reposée à moi : qu'est-ce qui au juste constitue l'essence d'un arbre ? Est-ce son tronc, que nous tenons d'ordinaire pour le plus important ? Ou bien sont-ce ses racines qui, dans le cas du vieil Old Tjikko, ont traversé les millénaires et recèlent peut-être ses souvenirs ? Ce sont ces derniers éléments que j'ai aujourd'hui tendance à considérer comme déterminants.

Sebastian et moi avons mangé le Polarbröd que nous avions apporté, à savoir une sorte de galette suédoise, accompagné de fromage et de jus de myrtille. Sebastian me dit que l'administration du parc se demandait si elle ne devait pas créer un chemin balisé menant à Old Tjikko. En effet, de nombreux touristes venaient au parc pour y chercher l'arbre dans la montagne, puis revenaient à l'entrée, scandalisés et déçus, se plaignant de ne pas l'avoir trouvé. Car s'ils étaient venus là, c'était pour voir Old Tjikko.

Un chemin balisé ? Cette idée ne me plut pas du tout. Je m'imaginais déjà le frêle épicéa assailli par une foule de chasseurs de souvenirs, qui, outre le selfie, voudraient rapporter une branchette comme trophée à la maison. Cela ne pourrait pas durer longtemps.

Jusqu'à présent, l'endroit où se trouve l'arbre n'est que très vaguement indiqué sur la carte, et, sur place, une cordelette blanche est tendue à 5 mètres de lui sur de petits piquets de 30 centimètres de haut. Cette « barrière » est censée empêcher que les gens ne piétinent ses racines fragiles. Tout autour d'elle, tous les lichens poussant dans le sol marécageux ont déjà été écrasés. Étant donné que les racines de Old Tjikko sillonnent certainement le sol jusqu'à au moins 10 mètres de son tronc, les visiteurs l'ont déjà abîmé. Et moi aussi. Ce qui m'a fait doublement ruminer. Moi qui chausse du quarante-huit, j'avais également détruit quelques délicats lichens, et bien pire : le fait que j'en parle n'a-t-il pas attiré l'attention de plus de monde encore sur ce trésor de la nature ? N'avais-je pas moi-même ma part de responsabilité dans le déferlement à venir de touristes ? Ces pensées m'oppressaient. Ne ferais-je pas mieux de ne plus parler des joyaux de la nature, des écosystèmes intacts, qui donnent de l'espoir et permettent à beaucoup de gens de redécouvrir notre environnement ?

Ou bien existait-il d'autres solutions ?

Aujourd'hui déjà, en saison, une excursion guidée quotidienne mène jusqu'à Old Tjikko. Ne pourrait-on pas en rester là et instaurer une sorte de liste d'attente ? Pour les concerts, les billets finissent par être tous vendus. Pourquoi en irait-il autrement pour les stars des arbres ? La troisième alternative consisterait à interdire l'accès à tout le monde.

Mais, selon moi, elle n'est pas satisfaisante, car une protection de la nature qui exclut le public fait baisser l'intérêt de ce dernier pour les habitats à préserver.

De retour dans la vallée, nous nous sommes de nouveau arrêtés à la maison du parc. Helena, l'amie de Sebastian alla s'y procurer un petit bout de saucisse. « C'est pour les mésangeais imitateurs », dit-elle. Chez moi, en Allemagne, ces oiseaux portent le nom de « geais de malheur » *(Unglückshäher)*. Pourquoi « de malheur » ? Lorsque les hivers sont particulièrement froids, ils doivent descendre jusqu'au cœur de l'Europe pour trouver encore quelque chose à manger. Au cours des siècles passés, leur apparition annonçait des conditions météorologiques extrêmement rigoureuses, comme un froid glacial et beaucoup de neige. C'était là, pour la population misérable des campagnes, un grand malheur, d'où le nom donné à l'oiseau.

Mais dans le parc national de Fulufjället, ces oiseaux font le bonheur des touristes. Des lichens chétifs ne créent pas l'événement ; au moins les oiseaux apprivoisés peuvent-ils charmer les randonneurs déçus. Surtout lorsque les vagues indications sur la carte ne leur ont pas permis de trouver Old Tjikko.

Et nous voilà rendus au cœur du problème : de nombreux visiteurs ne sont ni attirés ni fascinés par le magnifique paysage et ses panoramas à couper le souffle ; et la multitude d'organismes hautement spécialisés ne les intéresse guère plus. Non, ce qui pique leur curiosité, c'est le grand âge du petit arbre chétif ébouriffé par les tempêtes, qui subsiste là-haut, sur la croupe de la montagne. L'apparence de cet épicéa n'a rien d'extraordinaire ; seule son histoire compte. Savoir qu'il se bat pour survivre depuis neuf mille cinq cent cinquante ans déjà et subsistera peut-être des siècles encore suffit à le rendre attrayant. Ce ne sont pas les petits épicéas qui manquent, seul leur âge les différencie de leur congénère multimillénaire.

Mon excursion avec Sebastian n'était cependant pas encore terminée. Il tenait à me montrer une autre forêt primaire des environs. Nous l'avons vue, mais nous avons surtout longé en voiture d'innombrables piles de bois issu de forêts primaires – avec en arrière-plan d'immenses coupes à blanc, qui avaient ravagé cet écosystème unique, né du temps qui passe. Le comble pour Sebastian, c'était que ce bois avait obtenu le label FSC (Forest Stewardship Council), qui certifie une sylviculture particulièrement écologique et socialement acceptable.

Ce label, je l'utilise aussi dans mon exploitation de Wershofen, et mes propres observations récentes (le FSC a certifié du bois issu de coupes à blanc y compris dans le parc national de l'Eifel) suffisent à me faire douter de son intérêt. Y a-t-il pire que du bois de forêt primaire coupée à blanc ? Si un label non seulement ne peut empêcher cela mais continue visiblement à certifier ce type de bois malgré les observations des pouvoirs publics, alors il convient de chercher une alternative. Mais laquelle ? Il y a aussi le label PEFC (Programme for the Endorsement of Forest Certification), dont les standards sont encore inférieurs à ceux du FSC. Sinon il n'existe absolument rien sur le marché du bois, où il ne reste que des produits échappant à tout contrôle externe de la part d'organisations non gouvernementales.

C'est avec un sentiment mitigé que nous sommes rentrés, mais une dernière discussion positive s'est encore engagée durant notre repas d'adieux, dans un snack perdu au milieu de la Suède sauvage. Partout dans le monde, il y a des militants isolés, comme Sebastian, qui se battent seuls, obtiennent beaucoup mais sont quand même frustrés. Ne serait-ce pas une bonne idée de réunir ce cercle une fois par an, à seule fin d'échanger ? Sans ordre du jour, sans objectifs, rien que pour se sentir moins seuls. Ce soir-là, nous sommes convenus de nous rencontrer ainsi, et je me fais une joie d'y retrouver tous les loups solitaires : et si on hurlait ensemble !

En quête d'authenticité

Un vieil arbre tel qu'Old Tjikko convient à merveille pour révéler la caractéristique essentielle de la nature : le temps presque infini que demande le développement complet d'un écosystème subtilement équilibré. Si un arbre isolé peut atteindre un si grand âge, qu'en est-il d'une forêt primaire ? Quel âge doit atteindre un groupement d'arbres pour être qualifié comme tel ?

Si la question est à ce point décisive, c'est parce que nous devons reconvertir d'urgence d'anciennes plantations en forêts primaires. Les forêts de plantation ne peuvent tout simplement pas nous offrir à la fois la biodiversité, l'impact climatique et les occasions de nous délasser. À cela s'ajoute le sentiment de responsabilité, qui nous incite à corriger les excès des dernières décennies. Mais pour y parvenir, il nous faut d'abord savoir une chose : à quoi au juste ressemble une véritable forêt primaire ?

C'est ce que je voulais découvrir, et mes livres, qui ont suscité un vif intérêt partout dans le monde, m'en ont donné l'occasion.

C'est donc du Canada que j'ai reçu un appel au secours par e-mail. Son auteur était Frank Voelker, l'administrateur de la tribu des Kwiakah. Ce peuple autochtone compte tout juste une vingtaine de membres et peut donc difficilement s'imposer face aux groupes forestiers.

La cause de son malheur se trouve indirectement dans le succès d'un mouvement écologiste : la protection définitive de la partie nord de la forêt pluviale de Great Bear située sur l'île de Vancouver. Il s'agit de la plus vaste forêt tempérée humide intacte de la planète, et elle semblait perdue au profit de l'industrie du bois. Vingt ans durant, les autochtones et les associations de protection de l'environnement se sont battus non seulement pour les arbres mais aussi pour les animaux. Les grizzlis surtout étaient la cible des touristes chasseurs, qui voient dans leurs peaux et leurs crânes des objets de décoration pour leur salon. La fondation Raincoast n'a donc pas hésité à racheter toutes les licences de chasse, puis les a laissées se périmer : dans certaines zones de la forêt humide, les ours sont ainsi sortis de la ligne de mire.

Depuis 2017, plus aucun grizzli de Colombie-Britannique ne peut finir en trophée de chasse. L'année précédente déjà, 85 % de la forêt pluviale de Great Bear avaient été durablement protégés : depuis lors, plus de 30 000 kilomètres carrés retournent à l'état sauvage ; même la production d'énergie hydraulique au moyen de barrages a été interdite. À l'époque, ces bonnes nouvelles m'ont fait très plaisir. L'e-mail envoyé par les Kwiakah m'a laissé d'autant plus songeur. Car l'industrie de la forêt et du bois cherchait maintenant des alternatives, et celles-ci consistaient visiblement à abattre plus de bois dans les régions méridionales restantes.

Cette idée, l'industrie du bois ne l'avait pas eue toute seule ; elle venait plutôt du gouvernement, qui lui avait promis de compenser ainsi les pertes liées à la création de la nouvelle réserve naturelle. Et l'une des régions forestières concernées par ces abattages massifs supplémentaires est celle de Phillips Arm. D'une superficie d'environ 500 kilomètres carrés, il s'agit d'une partie de l'ancien territoire des Kwiakah, qui continuent à s'y battre pour leurs droits. La tribu, initialement propriétaire, se montre prête à faire des compromis : ce qu'elle demande, ce n'est pas que toute exploitation de leurs forêts soit interdite ; non, il s'agit simplement de les épargner davantage. Car les Kwiakah profitent, eux aussi, des grizzlis. Mais vivants, puisqu'ils font partie intégrante de leur écotourisme.

Là où les forêts sont rasées, les violentes chutes de pluie emportent la terre jusque dans les cours d'eau les plus proches. Les saumons ne peuvent plus vivre dans les flots devenus boueux, dont les écosystèmes s'appauvrissent. Et à l'automne, les grizzlis ne trouvent plus de poissons gras leur permettant de se fabriquer une couche de lard pour hiberner. Leur population décroît, si bien que c'est un spectacle en moins pour les touristes, mais là n'est pas la seule conséquence : c'est toute la chaîne alimentaire, des insectes aux grands aigles de mer en passant par les petits mammifères, qui s'effondre. Et cela dans une contrée où toute la population et le gouvernement tiennent beaucoup aux revenus du tourisme.

Frank suggérait donc que je rende visite à la tribu afin de soutenir sa demande. Sur place, nous irions voir les différents types de forêts – c'est-à-dire une forêt primaire, une forêt éclaircie et une coupe à blanc. Comment travailler à l'avenir en renouant avec la nature ? Et surtout, pourrions-nous influencer la politique forestière de la Colombie-Britannique ? Telles étaient les deux questions posées. J'acceptai avec plaisir l'invitation pour le mois d'octobre ; c'est avec impatience que j'attendais de pouvoir visiter une authentique forêt ancienne.

Frank avait tout organisé, notamment la soirée de bienvenue lors de mon arrivée à Campbell River, là où vit actuellement la tribu. Le lendemain matin, il nous conduisit au port dès 6 h 50. Là, un skipper nous attendait avec son bateau en aluminium pour nous conduire jusqu'à la réserve. En guise d'équipage, deux journalistes, trois forestiers et le chef de la tribu nous accompagnaient. Chief Steven, vêtu d'un imperméable et coiffé d'un bonnet de laine, ne correspondait pas vraiment à l'image désuète que je m'étais faite du chef indien après avoir lu les aventures de Winnetou*. Et puis il avait l'air un peu timide – mais cette impression se dissipa bien vite lorsqu'il révéla son caractère sympathique et son humour sibyllin.

Le trajet en bateau fut assez désagréable : il pleuvait, et un vent froid fouettait l'eau, si bien que notre bateau frappait les vagues. Les vitres de la cabine, embuées à l'intérieur comme à l'extérieur, nous laissaient à peine entrevoir le paysage maussade qui défilait. Bienvenue dans les forêts humides du Nord ! Là, ce ne sont pas 800 litres de pluie qui tombent par mètre carré et par an, comme chez moi dans l'Eifel, mais 4 000 !

Lorsque, au bout d'une heure et quart, le bateau est entré dans une baie, nous avons découvert notre logement situé dans un petit port : le Sonora Resort. Blotti dans un versant de la montagne, il était essentiellement fait de bois. Nous étions attendus sur le débarcadère ; deux employés se sont

* Héros apache de la célèbre trilogie *Winnetou* imaginée par le romancier allemand Karl May et publiée en 1893. (NdT.)

occupés de nos bagages, puis nous sommes allés nous présenter. Comme nous étions les invités de la maison, nous avons attendu les patrons autour d'un verre de bienvenue. Ils nous ont montré toutes les installations, y compris le traitement des eaux usées, puis nous sommes allés reprendre le bateau. Nous étions venus visiter le territoire des Kwiakah, qui se trouvait encore à 20 kilomètres de là environ, sur le continent.

À notre arrivée, la baie de Phillips Arm était baignée de soleil. Les nuages ne devaient pas revenir durant ces deux jours, si bien que nous avons eu un temps de rêve – à défaut de paysage idyllique. Les montagnes alentour portaient les balafres de l'industrie du bois. Des routes forestières zigzaguaient le long de leurs versants, et la forêt était structurée en blocs de différents âges. Seuls quelques malheureux arbres plus anciens subsistaient sur les rives.

Ces tableaux, je les avais déjà vus en Europe, où les forêts sont en principe structurées en parcelles et gérées de telle sorte que cette mosaïque se reconnaît très bien, y compris de loin (essayez plutôt avec Google Earth ou un logiciel similaire). Même si je savais que l'industrie du bois canadienne effectue de sévères coupes à blanc depuis plusieurs dizaines d'années déjà, j'avais tout de même espéré trouver, au moins en des lieux aussi reculés que Phillips Arm, quelques vestiges de la nature originelle. Chief Munmuntle (le nom indien de Steven), lui aussi, nourrissait cet espoir. Il nous souhaita la bienvenue sur la terre de ses ancêtres lors d'un petit discours – à la surprise de Frank, qui n'en avait encore jamais entendu de pareil. Munmuntle évoqua aussi les forêts primaires que nous voulions aller voir. Autant le dire tout de suite : nous n'en avons hélas trouvé aucune durant les deux jours que nous avons passés là-bas ! Seules quelques bordures de 50 mètres de large au plus, qui avaient été plus ou moins épargnées, présentaient de piètres vestiges de vieux arbres.

Deux représentants de grandes entreprises forestières, Tanja et Domenico, eurent le courage de se joindre à la discussion engagée dans la forêt. Ils décrivirent la situation sur la côte ouest du Canada de la façon suivante : l'État, qui possède la plupart des terres, a besoin de recettes. Il les génère en vendant des licences d'abattage au plus offrant. Ces licences concernent des zones délimitées de plusieurs centaines de kilomètres carrés (parfois même plus de 10 000), dans lesquelles les groupes forestiers doivent abattre une certaine quantité de bois en l'espace de cinq ans. Ils y sont obligés ? Oui, car les autorités encaissent après coup, c'est-à-dire une fois les abattages effectués. Une *stumpage fee* est alors due, soit une taxe dont le montant oscille entre treize et trente-cinq euros le mètre cube, en fonction de la qualité du bois et de l'état du marché. Si les groupes de bûcheronnage licenciés abattaient trop peu de bois ou pas de bois du tout, alors ils perdraient leurs licences.

Aucun système n'est mauvais au point de ne pouvoir être présenté comme brillant par un bon service de communication. Sur la côte ouest du Canada, voici ce que l'on avance : une industrie qui n'intervient sur une zone forestière qu'une fois tous les quatre-vingts ans puis n'y touche plus du tout ne peut-elle être qualifiée de douce ? Les espèces sensibles, tel le grizzli, sont alors bien moins dérangées. Et puis les coupes à blanc respectent des règles esthétiques, qui exigent que les interventions soient le moins visibles possible depuis les bateaux. Le motif, vous le devinez déjà, c'est le tourisme. Les paysages idylliques de Colombie-Britannique, ceux que nous voyons à la télévision, les touristes doivent pouvoir continuer à les contempler.

Cette stratégie, selon moi du moins, est un échec. Lorsque nous étions sur le bateau qui nous menait jusqu'au territoire de la tribu, de jeunes forêts attiraient partout notre attention, interrompues ici et là par des zones brunes – de récentes coupes à blanc. Le long des rives s'étendait une étroite bande d'arbres plus anciens, qui ne pouvaient dissimuler les dommages écologiques causés plus loin, sur le versant des montagnes. Les lions de mer qui somnolaient sur les rochers le long de l'eau ne suffisaient pas à donner le change.

Plus tard, dans la forêt que nous avons parcourue à pied, j'ai demandé aux deux forestiers, Tanja et Domenico, s'il ne serait pas préférable d'éclaircir moins brutalement. « Si, bien sûr, m'ont-ils répondu. Mais alors, l'environnement serait perturbé bien plus souvent, ce qu'il faut prendre en considération. Et puis, il faudrait, pour obtenir la même quantité de bois, intervenir sur une surface dix fois plus grande, étant donné qu'on ne prélève pas plus de 10 % des arbres lors d'une éclaircie. » Par ailleurs, point très important pour mes interlocuteurs, il faudrait alors entretenir en permanence le réseau routier, voire l'étendre. Quiconque veut comme moi travailler en forêt avec des chevaux doit bien trouver un moyen d'arriver jusque-là.

Ce dernier argument est valable : chez moi, en Allemagne, 13 kilomètres de routes forestières ont été construits par kilomètre carré de forêt, dont l'écosystème est ainsi complètement morcelé. De ce fait, les carabidés particulièrement sensibles à la lumière ne traversent pas les percées artificielles que sont les chemins forestiers, car il y fait trop clair pour eux. De plus, ces voies tassées interrompent le flux souterrain de l'eau, ce qui tantôt provoque son accumulation, tantôt crée des zones sèches. Mais la question est de savoir si l'on pourrait s'en sortir avec moins de chemins : la réponse est clairement oui !

Quant aux perturbations plus fréquentes occasionnées par les éclaircies, elles me semblent tolérables. Les animaux s'habituent à ce genre d'opérations, comme le montre l'exemple extrême des camps d'entraînement militaires : là, c'est pendant que les blindés sont en train de tirer que l'on observe le mieux le gibier, car les cerfs et les chevreuils savent fort bien qu'aucun chasseur ne peut alors en vouloir à leur vie. En effet, l'homme ne gêne que lorsqu'il est perçu comme un prédateur, ce que l'on observe de façon impressionnante dans les parcs nationaux d'Afrique et d'Amérique du Nord. Là-bas, les buffles, par exemple, laissent les touristes s'approcher à quelques mètres parce qu'ils ne voient en eux que d'autres habitants inoffensifs de la steppe. Transposé à la Colombie-Britannique, cela veut dire que l'apparition des ouvriers forestiers pourrait ne causer aucun stress si la chasse était interdite en même temps. Ce qui devrait aller de soi dans une région qui invite les touristes à venir y observer la faune et la flore.

Pour les Kwiakah, l'alternative est la suivante : s'entendre avec l'État et les entreprises forestières pour expérimenter une exploitation plus douce, ou alors porter leurs revendications devant un tribunal. Mais les coûts de cette seconde option sont tels (des millions de dollars – une somme que la tribu n'a pas), qu'il n'y a finalement pas de choix.

La mission à venir consiste à répondre aux deux questions suivantes : comment pratiquer des éclaircies dans ces forêts tout en les épargnant ? Et comment créer en outre des réserves naturelles suffisamment vastes et complètement inexploitées ? Il existe une solution simple. Les régions concernées appartiennent encore aux Premières Nations, ces tribus vivant le long des côtes. Or elles appréhendent la forêt d'une tout autre manière que la plupart des nouveaux venus. Elles aussi se servent du bois pour construire leurs maisons. Pour ce faire, les autochtones se sont souvent abstenus d'abattre des arbres ; ils ont seulement prélevé des planches sur leur tronc de manière à les laisser en vie. Ce procédé est certes brutal, car l'arbre se retrouve avec une large lésion. Mais il reste quand même en vie, et la structure fragile de la forêt est à peine perturbée.

La longévité des cèdres rouges des forêts côtières n'en est guère affectée, comme le montrent des arbres encore en place, devenus des monuments culturels protégés et marqués sur les cartes.

En même temps, les cèdres, en particulier, sont tellement convoités par l'industrie du bois qu'on ne trouve plus guère d'énormes spécimens. On les abat y compris en des zones escarpées, d'où on les emporte faute de routes par hélicoptère jusqu'au prochain bras de mer (et le transport se poursuit sur l'eau, où les troncs flottent). En conséquence, de nombreux Indiens ne peuvent plus fabriquer leurs canoës traditionnels puisqu'il n'y a tout simplement plus d'arbres assez gros pour cela.

Une gestion de la forêt telle que les Premières Nations l'entendent devrait produire un tableau rappelant nos forêts jardinées européennes. La gestion de ces dernières a pour modèle la forêt primaire, les familles d'arbres sont préservées, et chaque spécimen peut atteindre un très grand âge. Seul est abattu ici ou là un gros arbre arrivé à maturité, sinon on ne touche pas à la forêt. Le tout entrecoupé de réserves naturelles sans aucun abattage pourrait faire faire un bond en arrière dans le temps à la forêt de Phillips Arm.

En Allemagne, cela se pratique dans la forêt municipale de Lübeck, laquelle restitue quelque peu à la population indigène (c'est-à-dire à nous tous) ce que furent nos forêts originelles. Mais il faut du temps pour mettre cela en œuvre – les forêts ayant besoin de plusieurs siècles pour se remettre des perturbations et des destructions causées par l'homme.

À partir de quand au juste peut-on à nouveau parler de véritable forêt primaire ? Songeons aux lichens autour de Old Tjikko, qui mettent des siècles à apparaître sur des arbres en ruine. Combien de ces organismes d'une incroyable lenteur peut-il y avoir ? Est-il même possible en l'état actuel de la science de définir une période de temps précise ?

Oui, je le pense, et cela se traduit très concrètement ainsi : il faut qu'au moins une génération d'arbres ait poussé librement, c'est-à-dire sans avoir été dérangée par l'homme. En fonction de l'essence, il faudrait donc à peu près cinq cents ans. Cela vous paraît beaucoup ? C'est que la première génération est encore issue de l'ère des plantations et des coupes à blanc, autant dire qu'elle a grandi dans des conditions qui n'avaient rien de naturel. La lenteur décrite ne s'installe qu'avec la deuxième génération d'arbres, qui grandit dans la pénombre éternelle, sous la protection des arbres-mères. Il ne faut pas espérer observer plus tôt dans toute leur ampleur les processus et la biodiversité propres à une forêt primaire.

En attendant, les corrections en cours dans la forêt des Kwiakah restent cosmétiques et ne concernent que son apparence. C'est ainsi que l'un des forestiers qui nous accompagnaient pointa du doigt le versant opposé de la montagne alors que nous rentrions en bateau. « On ne voit que 15 % de la coupe à blanc », nous dit-il fièrement. Selon lui, le reste était si habilement aménagé qu'il disparaissait derrière les collines au premier plan. Ce qu'il reste pour les touristes n'est donc rien d'autre qu'un décor de verdure, miroir aux alouettes de l'authenticité.

Une fois rentré chez moi, j'ai reçu un nouvel e-mail de Frank. Il commençait par me remercier pour l'espoir que notre visite avait fait naître au sein de la tribu avant de m'annoncer une mauvaise nouvelle. Un représentant de la société TimberWest, qui avait pris part à notre rencontre, informait les Indiens que de l'engrais allait être répandu par hélicoptère sur une partie de leur forêt – dans le cadre d'un projet pilote. Frank avait reçu cette nouvelle comme une gifle, d'autant que le fameux représentant n'avait pas eu le courage d'aborder la question quelques jours plus tôt dans la forêt.

Répandre de l'engrais, cela peut paraître anodin. N'amendons-nous pas nos champs et nos parterres de roses ? Sur un terrain cultivé, cela peut dans une certaine mesure être normal, voire nécessaire. Mais en forêt, c'est une catastrophe. Les arbres n'ont pas envie de pousser vite ; ils ne peuvent vieillir que s'ils jouissent d'une jeunesse séculaire sous la protection de leurs parents. Sur les coupes à blanc pratiquées par l'industrie du bois, les épicéas, les sapins et les cèdres poussent déjà à toute vitesse en plein soleil. Si le phénomène est encore renforcé par l'épandage d'engrais, alors plus rien ne distinguera ces arbres de cochons engraissés – à peine viables, mais vite prêts pour la boucherie.

L'écosystème restant est encore plus gravement endommagé, car la forêt y est partout uniformisée. Des régions par nature pauvres en nutriments, aux sols parfois très acides, et leurs biocénoses propres sont anéanties depuis les airs par les épandages chimiques. La Colombie-Britannique ravale ainsi définitivement ses forêts humides septentrionales au rang de champs de bois.

Ma visite chez les Kwiakah, j'y suis résolu, ne restera pas sans suite ; elle n'est que le prélude d'un soutien durable à la tribu. Car nulle part où je suis allé je n'ai senti si bien qu'auprès de ces autochtones combien le lien qui unit l'homme à la nature peut encore être puissant. Il me plairait d'aider à le préserver.

Le cas Białowieża

CES DERNIÈRES ANNÉES, UN COLLECTIF POLONAIS A SUSCITÉ l'attention du monde entier en s'engageant en faveur d'un petit coin de nature singulier : la forêt primaire de Białowieża. Cette dernière a soulevé un débat dont l'exemple vaut pour de nombreuses forêts partout dans le monde. La forêt ancienne, qui s'étend de part et d'autre de la frontière séparant la Pologne de la Biélorussie, se trouve dans une région au climat très rude – trop rude pour les hêtres. Alors que cette essence caractérisait les anciennes forêts primaires du cœur de l'Europe, on ne la trouve plus à Białowieża, où les hivers sont à la fois bien trop froids et bien trop longs. Ce sont donc les chênes, les tilleuls, les charmes, les érables et les épicéas qui dominent le décor.

L'État polonais, ou plutôt le parti au pouvoir Droit et justice (PiS), qui estimait visiblement que l'on attachait trop d'importance à la protection de la nature à Białowieża, a largement autorisé l'abattage dans la forêt qui cerne le parc national. Lorsque les protestations ont éclaté, la partie adverse a usé de l'argument éculé de nombreux forestiers : des scolytes dévorant la forêt, on allait s'opposer à cette catastrophe en éliminant les arbres envahis (tout en en tirant évidemment profit). Ce n'était pas complètement absurde. Les années précédentes, en effet, une multitude de bostryches typographes, de petits coléoptères de quelques millimètres de long appartenant à la famille des scolytes, avaient entrepris de ronger l'écorce puis de détruire tous les arbres composant de grands peuplements d'épicéas.

Le bostryche typographe doit son nom aux galeries symétriques que lui et ses larves creusent sous l'écorce. Il aime les épicéas, et plus précisément leur cambium, qui se situe entre l'écorce et le bois. (Cette fine couche, tendre et riche en nutriments, l'homme peut d'ailleurs la manger.) Mais problème : un épicéa sain sait se défendre en noyant tout agresseur qui le pénètre dans une goutte de résine. Cependant, lorsque les étés sont chauds et secs, et ils le sont de plus en plus dans le cadre du changement climatique, les arbres sont moins résistants et dégagent des effluves de stress. Les coléoptères s'en aperçoivent et attaquent les épicéas en question, qui en meurent. Les agresseurs passent d'un arbre à l'autre, et il arrive souvent que même un épicéa sain ne les arrête pas. Ils sont si nombreux que l'arbre, qui ne peut tous les repousser, capitule. Les scolytes peuvent ainsi anéantir de grandes forêts d'épicéas. Toutefois, dans le même temps, des agents pathogènes se multiplient et se répandent chez les coléoptères, entraînant petit à petit la fin de la vague d'invasion.

Les abattages étaient-ils donc admissibles dans une région possédant l'une des dernières forêts primaires d'Europe ? Ou bien n'était-ce pas une forêt primaire du tout, comme l'ont affirmé de nombreux forestiers ? La question est délicate, comme le soulignent les défenseurs de la forêt eux-mêmes. Venons-en aux faits : une partie restreinte de la vieille forêt, d'une superficie d'environ 100 kilomètres carrés, a été déclarée parc naturel dès 1932, puis la partie la plus vaste, située en Biélorussie et s'étendant sur plus de 1 000 kilomètres carrés, a été protégée à son tour en 1991. La totalité de la forêt, de part et d'autre de la frontière, a été déclarée patrimoine naturel mondial par l'Unesco et appartient ainsi au cercle fermé des joyaux comprenant la Grande Barrière de corail australienne ou le parc national américain de Yellowstone. Outre les vieux arbres, ce sont plus de vingt mille espèces qui ont élu domicile dans cette forêt, dont l'énorme bison, qui était près de l'extinction et reste très menacé.

Restons du côté polonais de ce patrimoine naturel. Là, la vieille forêt s'étend bien au-delà des frontières du parc naturel arbitrairement tracées. Elle couvre au total plus de 600 kilomètres carrés, et ses espèces rares lui confèrent tant de valeur qu'elle est classée Natura 2000 par l'Union européenne ; seules des interventions précautionneuses y sont par conséquent autorisées. Ce concept bureaucratique recouvre l'intention de préserver les derniers écosystèmes européens plus ou moins intacts.

Sachant que des parcs nationaux d'une superficie comparable à ceux des États-Unis ne peuvent être créés chez nous, ces zones protégées constituent un compromis, l'exploitation y restant autorisée. Du moins tant que la forêt n'en est pas trop affectée.

Or c'est précisément ce qui s'est passé en Pologne, non sans provocation. Le prétexte du scolyte dissimulait mal le véritable double mobile : d'une part, les responsables n'appréciaient pas d'abandonner tant de bois à la nature ; d'autre part, on voulait montrer à l'Union européenne que l'on se fichait de cet ensemble de règles restrictives établies en faveur de la nature. En 2016, le ministre de l'Environnement polonais alors en poste, Jan Szyszko, a triplé d'un trait de plume la quantité de bois pouvant être abattue et a autorisé l'industrie forestière à en prélever jusqu'en 2023 près de 200 000 mètres cubes dans la zone protégée.

Malgré de vives protestations s'élevant du monde entier, de lourdes machines ont commencé à abattre des centaines d'arbres par jour. Le tout fut présenté comme une opération de sauvetage, les abattages étant la seule solution pour venir à bout du scolyte, qui menaçait prétendument le reste de la forêt.

Or à Białowieża, on peut laisser jouer les forces de la nature sans intervenir, et cela pour plusieurs raisons. D'abord, la forêt n'est pas une monoculture d'épicéas, mais une forêt naturelle, dans laquelle les essences les plus variées s'entremêlent. Si les épicéas sont mis à mort par les coléoptères, le peuplement n'en est qu'éclairci, sans qu'aucune surface ne se dénude. Et puis le site est protégé : si cette protection a été décrétée, c'est pour que les forces naturelles puissent continuer à y jouer librement, ce qui implique nécessairement que certains processus ne soient pas au goût de l'homme. La nature vient d'ailleurs à bout de pareilles évolutions depuis des millions d'années déjà – et n'a nullement besoin de nous pour cela.

Les vastes coupes à blanc effectuées au nom du sauvetage de la forêt n'ont donc fait qu'anticiper ce que l'on craignait officiellement : la large destruction par le coléoptère de cette forêt protégée. Il va de soi que le soutien des militants fut réclamé à grands cris sur place.

Piotr et Adam, chercheurs et écologistes, sont venus me chercher à l'aéroport de Varsovie. Puis nous avons roulé des heures dans un autocar en direction de la frontière biélorusse. Le véhicule s'envolait littéralement sur des routes en piteux état. Allions-nous arriver sains et saufs à destination ? Seules les captivantes conversations engagées avec mes deux compagnons de voyage me faisaient oublier mes craintes. Nous sommes finalement arrivés tard dans la soirée en forêt de Białowieża. Pour commencer, ce n'étaient toutefois pas les arbres qui étaient au programme, mais le camp des protestataires.

Contrairement à ce que je m'étais imaginé, il ne comportait ni myriades de drapeaux multicolores ni tentes. Non, c'est dans une grande et ancienne maison que les défenseurs de la forêt avaient établi leurs quartiers. Quand on souhaite persévérer des années durant, c'est peut-être bien la meilleure option. Nous avons été accueillis à bras ouverts et invités à nous asseoir sur des bancs, à la grande table de bois commune. Du café et du gâteau nous ont été servis avant que commence la mission proprement dite : apporter notre soutien par notre seule présence. Naturellement, nous ne sommes pas restés assis sans rien dire mais avons discuté avec l'ensemble du groupe des problèmes rencontrés et des succès remportés.

L'équipe de tournage d'une chaîne locale était également présente, et l'on m'avait averti qu'elle n'était pas forcément du côté des protestataires. Tout comme de nombreux habitants des alentours de la zone protégée, qui, à l'instar des forestiers canadiens, vivent de la forêt et de ses produits.

Nous avons passé deux nuits à l'hôtel Wejmutka, un agréable établissement tout en bois situé non loin du parc national, à l'extérieur du village de Białowieża. La propriétaire revendiquait son soutien au mouvement de protestation. Qu'une conférence rassemblant des scientifiques, des écologistes et des amis du parc se tienne là le second soir n'avait donc rien d'étonnant.

Je dois avouer que j'ai eu du mal à garder les yeux ouverts pendant la conférence. Ce n'est pas que je m'ennuyais, non, mais nous nous étions levés à 3 h 30 du matin pour aller observer des bisons sauvages. À quoi bon visiter Białowieża sans voir au moins une fois ces imposants animaux ! Or cela supposait de nous lever tôt pour maximiser nos chances de les observer à l'aube naissante.

C'est donc dormant debout que Piotr, Adam et moi avons attendu le ranger devant l'hôtel. Il n'a pas tardé à arriver au volant d'une vieille Škoda, dont il est descendu dissimulé dans sa tenue de camouflage militaire. Après avoir murmuré quelques mots de bienvenue, il a regagné sa voiture, et nous sommes vite montés dans la nôtre pour ne pas le perdre de vue. Nous nous sommes arrêtés à l'extérieur d'un petit village. L'aube se levait, et le paysage baignait dans la brume. L'herbe était trempée, et nos chaussures puis nos chaussettes le furent bientôt aussi. Nous nous sommes glissés sur un chemin de prairie, toujours sur les talons du ranger. « Là ! » Il pointait du doigt un banc de brume. Nous n'avons d'abord rien vu, puis trois énormes silhouettes se sont découpées petit à petit. Des bisons !

Excités, nous regardions à tour de rôle dans la longue-vue que le ranger avait installée entre-temps. Trois ombres dans la brume, dont nous distinguions bien les cornes, et puis les bisons ont fait demi-tour avant de s'évanouir à nouveau. « Parfois, on n'en voit aucun », dit lapidairement le ranger, nous faisant ainsi clairement comprendre que nous avions eu de la chance. Lorsque je lui ai demandé de quoi se nourrissaient les bisons, il m'a répondu qu'ils mangeaient évidemment surtout de l'herbe. Et pour que les paysans des alentours ne s'opposent pas à la présence des bisons, il m'a indiqué qu'on leur versait des subventions pour l'entretien des prairies de ces bœufs sauvages.

C'est que les bisons préfèrent manger d'anciennes variétés d'herbe, moins riches en nutriments que les nouvelles, rendues en outre très caloriques par les engrais. Nous parlions bien d'herbe, alors que nos bisons d'Europe sont des animaux des bois ! L'un des problèmes de nos paysages morcelés est alors apparu.

À l'origine, il y avait bien chez nous aussi des paysages herbeux, et cela dans les prairies inondables. Le phénomène qui en est à l'origine s'observait encore souvent avant que le climat ne change : les glaces flottantes détruisaient les arbres par endroits au moment de la fonte des neiges*. Il existe par ailleurs quelques lieux où les grands mammifères peuvent encore paître : en haute montagne, à la limite des arbres, et près des marais – mais c'est tout. Et comme nous n'avons pas envie de leur laisser la place dans les prairies, nous repoussons des animaux comme les bisons dans des réserves forestières, où ils ne peuvent toutefois survivre. Les agriculteurs mettent donc de l'herbe à leur disposition, et même du foin l'hiver. Tout le monde est content, mais ce n'est plus une vie naturelle à l'état sauvage.

Ce que notre petit groupe est allé voir n'était donc guère plus qu'un grand parc safari. Pour que la situation change, il nous faudrait des réserves bien plus vastes. Or le gouvernement polonais était justement en train d'abattre la forêt. Et le bison n'est évidemment pas le seul à en souffrir : beaucoup d'autres animaux sont concernés, tels le lynx et le loup, dont nous avons vu les traces à plusieurs reprises.

Après notre safari matinal, nous avons regagné la maison des militants, d'où nous sommes partis nous promener dans les bois en suivant un chemin forestier. Nous sommes

* Ce phénomène est décrit plus précisément p. 213. (NdT.)

passés à côté de gigantesques chênes cinq fois centenaires. Quand les premiers moustiques ont bourdonné autour de nous, nous avons coupé par la forêt. Au bout de quelques mètres seulement, de larges voies de circulation se sont ouvertes devant nous, dont certaines faisaient presque un mètre de profondeur. Elles s'étiraient loin dans la forêt et étaient bordées d'énormes souches fraîches. Une grosse machine avait visiblement emporté des troncs d'arbre peu de temps auparavant – hors de la forêt protégée. Partout, les travaux d'abattage avaient ouvert des brèches dans le couvert forestier ; le sol était tapissé de jeunes herbes, signe de l'incidence accrue de la lumière. Nous avons fait des photos pour la presse et les réseaux sociaux.

Le long du chemin forestier suivant, les géants gisaient, soigneusement empilés et prêts à être emportés. Les défenseurs de la forêt avaient déterminé l'âge de nombre d'entre eux en comptant leurs cernes annuels et l'avaient inscrit à la bombe sur leur tronc. Ils apportaient ainsi la preuve que de très vieux arbres avaient été abattus là puis vendus illégalement. Nous avons pris une nouvelle photo, devant une banderole qui réclamait la protection des forêts, avant de regagner le village de Białowieża.

Bilan du voyage : la forêt est très ancienne et mérite d'être protégée, mais ce n'est pas une vraie forêt primaire, du moins pour une large part. Les reboisements des décennies précédentes y sont trop visibles, et même si la plupart des vieux chênes et des autres feuillus n'y sont plus exploités depuis plus d'un siècle, il faudra probablement attendre quatre siècles de plus pour parler de forêt primaire. Alors seulement et selon la définition précédemment formulée, une nature authentique aura vu le jour. Mais cela n'empêche en rien de protéger cette forêt : elle a déjà évolué de nombreuses décennies dans la bonne direction, et son exploitation viendrait tout ruiner. Qui plus est, nous n'avons plus guère de régions comparables en Europe, dans lesquelles les transformations actives ont été à peu près nulles au moins sur la même période. Je souhaiterais que l'Allemagne possède une forêt comparable, mais celles qui s'en rapprochent restent très menacées – dans le cas suivant par la production d'énergie.

Hambi est sauvée !

À DEUX PAS DE CHEZ MOI, IL Y AVAIT AUSSI MATIÈRE À ALLER voir de plus près, du côté de la mine de lignite de Garzweiler, aux portes de Cologne. En 2018, ce site a fait la une des journaux partout en Allemagne. Depuis des dizaines d'années déjà, les gigantesques excavateurs du groupe énergétique RWE ravagent le paysage, détruisant non seulement des villages entiers mais aussi la forêt. Ils laissent ainsi derrière eux des trous béants, impossibles à combler. Le projet est le suivant : en faire un immense lac ! Sa superficie comptera plus de 20 kilomètres carrés pour près de 200 mètres de profondeur. L'eau nécessaire, puisée dans le Rhin, doit être traitée et amenée jusque-là d'ici 2045.

À propos d'eau : pour que la mine ne se remplisse pas lors de l'extraction du lignite, de nombreuses pompes aspirent toute la nappe phréatique qui y pénètre – et cela sur plus de 500 mètres de profondeur sous les prés et les forêts. C'est indispensable, car les gigantesques excavatrices à godets se sont déjà enfoncées de plus de 400 mètres dans le sol sablonneux. L'eau arrive de partout, y compris de l'Eifel, où je peux mesurer les conséquences dans mon district sur des zones humides qui s'assèchent plus rapidement. La forêt souffre par conséquent tandis qu'une forêt fossilisée est extraite – le lignite n'étant rien d'autre.

La résistance a été particulièrement vive dans la forêt de Hambach. Ultime vestige dans la zone d'extraction d'anciennes forêts de feuillus, elle est d'une grande valeur écologique. De très vieux hêtres et chênes y offrent un gîte à des insectes rares et à des chauves-souris qui le sont tout autant, tel le murin de Bechstein. Ce dernier a besoin de vieilles cavités d'arbre, dans lesquelles les femelles élèvent ensemble leurs petits l'été. Des 41 kilomètres carrés de forêt d'origine, il n'en restait plus que 2 à l'automne 2018, le reste ayant été déboisé pour l'exploitation à ciel ouvert. Une grande opération de sauvetage en valait-elle encore la peine ? Des militants menaient déjà des opérations remarquables depuis des années, fournissant des explications lors de randonnées et construisant des cabanes dans les arbres afin d'occuper des points stratégiques. Cela n'a pas été d'une grande utilité pour la forêt, mais il s'est tout de même passé quelque chose : les écologistes ont réussi à susciter l'attention du pays entier. Et si ce modeste vestige de forêt est si précieux, c'est parce qu'il est le symbole de la politique environnementale du gouvernement.

L'été 2018 a de toute façon révélé de gros problèmes. La chaleur sèche a fait s'enflammer quelques forêts de résineux, y compris dans l'est du pays, comme à Treuenbrietzen, dans le Brandebourg. Là-bas, le feu s'est déclaré en plusieurs endroits en même temps, ce qui a fait penser à un incendie d'origine criminelle. Malgré l'intervention de nombreux pompiers, les flammes ont anéanti 3 kilomètres carrés des vastes forêts de pins. Des forêts ? S'agissait-il bien de forêts ? Les médias, soutenus par des associations de protection de l'environnement, ont commencé à se poser sérieusement la question. N'étaient-ce pas plutôt des plantations composées d'arbres à croissance rapide et non indigènes qui avaient été en l'occurrence la proie des flammes ? Les pins, en effet, ressemblent à des barils d'essence, remplis de substances inflammables telles que les terpènes et la résine. Quand les étés sont aussi secs, une seule allumette suffit à faire s'enflammer, voire exploser, les hydrocarbures.

Nos forêts de feuillus indigènes, en revanche, ne peuvent quasiment pas s'enflammer. C'est pourquoi, dans la partie médiane de l'Europe, les feux de forêt ne font pas partie des écosystèmes naturels. Les plantations en flammes du côté de Treuenbrietzen signalent donc plutôt que la foresterie fait fausse route. Mais ses représentants, loin de faire leur autocritique, se sont associés aux agriculteurs afin de réclamer des subventions publiques pour le reboisement.

Et c'est là que la forêt de Hambach est entrée en jeu. Elle a clairement montré ce qui ne tourne pas rond en politique. Car pendant que dans l'est de l'Allemagne les pins brûlaient et que l'on appelait à l'aide, les colonnes de bûcherons se tenaient déjà prêtes à l'ouest, tronçonneuses à la main, pour déboiser dès la date butoir fixée au 1er octobre. Mais là, aucune association forestière pour appeler à l'aide, protester, ni aller se faire une idée sur place. Le lignite, particulièrement polluant, est pourtant l'une des causes du changement climatique et des vagues de chaleur estivales ; et nos forêts de feuillus indigènes résistent bien mieux à la hausse des températures. Ce sont surtout de jeunes gens qui ont construit des cabanes dans le houppier des vieux chênes et hêtres pour qu'on ne les abatte pas. De petites cités perchées baptisées Oaktown, Beachtown ou Lórien ont ainsi empli de vie et de joie la vieille forêt durant des années. Du moins jusqu'au jour où le gouvernement de Rhénanie-du-Nord-Westphalie a décidé de l'évacuer. Ses arguments étaient cousus de fil blanc : c'était la protection incendie qui obligeait les responsables à intervenir maintenant. Il était évident que les cabanes construites par leurs occupants contrevenaient au droit de la construction. Mais que venait faire là la protection incendie ?

Contrairement aux forêts de résineux, les forêts de feuillus ne s'enflamment ni à cause de la foudre ni à cause de vieilles bouteilles de verre. Essayez plutôt de mettre le feu à une branche verte de hêtre : cela ne marche pas. Qu'importe ! Le ministre de l'Intérieur de Rhénanie-du-Nord-Westphalie a ordonné l'évacuation des cités alternatives et mis en marche à cet effet le plus grand déploiement policier de l'histoire du Land. Des percées ont été effectuées dans la forêt, des chemins ont été élargis et consolidés. Des bulldozers équipés de plates-formes élévatrices les ont empruntés pour se rendre jusqu'aux lotissements perchés. Les ouvriers ont ainsi pu démonter les cabanes sous protection policière, avant de laisser derrière eux des sols aplanis et des monceaux d'ordures. Et puis de nombreux activistes, qui refusaient de quitter la forêt, ont été arrêtés.

Le public a dû trouver cela d'autant plus hypocrite que, parallèlement à ce qui se passait dans les bois, la Commission du charbon siégeait, constituée de telle manière que les différentes composantes de la société étaient censées y étudier comment sortir le pays du charbon pour sa production d'électricité, et cela dans un large consensus. Si la forêt de Hambach n'a d'abord joué aucun rôle, elle a ensuite été prise en considération lors des discussions. Mais le groupe RWE refusait d'attendre quelques mois de plus. Non, cette forêt devait être abattue. Et cela alors que différents experts assuraient que la surface d'extraction actuelle suffisait encore pour des années et qu'il était donc inutile de couper des arbres.

J'avais bien déjà posté des messages de soutien sur Facebook, mais l'heure était venue de me rendre sur place. L'occasion m'en fut donnée par un coup de fil de Greenpeace, qui me demandait si nous ne pourrions pas organiser quelque chose ensemble afin d'empêcher *in extremis* l'abattage des arbres. Nous sommes convenus de nous présenter à l'une des marches que Michael Zobel et son épouse organisent depuis des années. Michael, guide nature, a eu l'idée en 2014 d'accompagner un premier groupe intéressé par cette forêt menacée, puis a continué à le faire une fois par mois. Lors de la phase critique, alors que le déboisement des 2 derniers kilomètres carrés était imminent, il est passé au rythme d'une visite par semaine, chaque dimanche.

Le 30 septembre 2018, un dimanche donc, ma famille, les collaborateurs de mon académie forestière et moi-même avons pris la direction du site minier poussiéreux. Une heure avant le départ officiel, des centaines de personnes attendaient déjà. Ce nombre augmenta encore par vagues, à mesure que les trains affluaient dans les communes voisines, si bien qu'à la fin nous étions plus de dix mille. Mon rôle a consisté à répondre aux médias et à faire une petite déclaration depuis un véhicule équipé d'un haut-parleur. Sinon, nous nous sommes contentés de marcher au milieu de la foule, qui se dirigeait pacifiquement vers la forêt et agitait ses drapeaux en scandant : « Sauvons Hambi ! » Nous étions escortés par de nombreux policiers, qui sécurisaient les lieux et surveillaient également notre cortège par hélicoptère. À part cela, il ne s'est rien passé de sensationnel.

Enfin, ce n'est pas tout à fait vrai, car cet événement m'a bouleversé. Après des semaines de débordements dans des villes telles que Chemnitz, lors desquels des étrangers ont été harcelés et pourchassés par l'extrême droite, la forêt de Hambach faisait l'effet d'un autre monde. La culture protestataire du début des années 1980, celle qui s'était alors érigée contre les missiles et l'énergie nucléaires, y renaissait.

« Cette forêt a-t-elle vraiment une chance de survie ? », ne cessaient de me demander des journalistes. Le fait est qu'elle se trouve juste à la limite de la zone d'extraction et donc près d'un immense cratère au-dessous duquel toute la nappe phréatique a été pompée sans interruption. Et puis « Hambi », modeste vestige de 2 kilomètres carrés seulement, est trop petite pour que les arbres puissent y créer un véritable climat forestier à l'humidité atmosphérique élevée. Au vu de ces éléments, son avenir semblait vraiment incertain. Mais l'été 2018 m'a permis d'apporter une réponse simple. Il a fait chaud et sec, si bien que les arbres ont subi une sorte de stress-test extrême. Or durant notre manifestation d'octobre, il s'est avéré que les vieux hêtres et chênes demeuraient sains et pleins de vitalité, à la différence de nombreux arbres de plantation ou de ville. Hambi était donc bien capable de résister à l'avenir aussi. Et c'est ainsi qu'un argument majeur contre l'arrêt du déboisement est tombé : en fait, si, protéger cette forêt en valait bien la peine !

Cependant, la forêt de Hambach révèle aussi un tout autre conflit : celui qui oppose croissance économique et protection du climat. Selon moi, cet îlot de verdure est devenu la pierre de touche de la crédibilité des politiques quant à leur volonté de réduire pour de bon les émissions de dioxyde de carbone. La forêt est un aspirateur de gaz à effet de serre, qu'elle ne cesse de stocker en grandes quantités. Hambi, par exemple, en stocke quelque 200 000 tonnes, que le déboisement libérerait directement ou indirectement. Quant au lignite extrait, il en dégagerait évidemment bien davantage, raison pour laquelle il est préférable qu'il reste sous terre.

Quelques jours après notre visite à Hambach, la cour administrative d'appel de Münster a ordonné l'arrêt provisoire du déboisement. La plainte déposée par l'ONG de protection de l'environnement Bund avait porté ses fruits !

Lors d'une deuxième visite en novembre 2018, je tombai par hasard sur une nouvelle tentative d'évacuation, dont le public n'était cette fois pas informé. Je me promenais en compagnie d'une équipe du magazine *Stern* pour voir comment allait la forêt. Les arbres avaient-ils gardé leur vitalité ? Et la forêt était-elle bien ancienne ? Entre-temps, quelques demi-vérités avaient en effet circulé dans les médias. C'est ainsi que Hambi était devenue la dernière forêt primaire d'Allemagne, certains de ses arbres atteignant 12 000 ans d'âge.

Or non, il n'y a plus le moindre pouce de forêt primaire en Allemagne. Les plus précieux écosystèmes restants sont de vieilles forêts de feuillus aux arbres plus de trois fois centenaires – et, en l'occurrence, Hambi peut rivaliser. Mais pas partout, comme l'a montré notre promenade. Des rangées d'épicéas signalaient des plantations, des bouleaux, quant à eux, des coupes à blanc temporaires. Ces derniers, en effet, ne peuvent se mesurer aux hêtres et aux chênes, mais poussent à merveille dans les endroits dégagés. Ils peuvent y croître de plus d'un mètre par an et mener ainsi une vie courte pour un arbre d'environ 60 ans. C'est à ce moment-là au plus tard que les hêtres et les chênes les rattrapent, puis les dépassent.

Il y a encore quelques-uns de ces bouleaux dans la forêt de Hambach, où ils signalent les interventions humaines d'autrefois. Mais de grandes parcelles ont retrouvé leur caractère naturel. Et cela a un lien avec l'achat de la forêt par RWE. Le groupe en a fait l'acquisition il y a plusieurs dizaines d'années déjà pour s'en débarrasser. Une sylviculture dans les règles de l'art n'ayant plus aucun sens dans une forêt condamnée, on l'a laissée tranquille. Les vieux chênes ont grossi, certains ont péri et sont tombés. La forêt a ainsi accumulé du bois mort, un écosystème singulier pour quelques milliers d'espèces d'insectes et de champignons. On pourrait dire que Hambi a imité la Belle au bois dormant et s'est endormie.

Les gardiens de son sommeil nous sont apparus suspendus à des cordes lorsque nous sommes passés entre les arbres gigantesques. Leur porte-parole, le visage masqué, dit s'appeler « Gonzo ». L'une de ses camarades de lutte se présenta à son tour sans quitter son houppier ; méfiante, elle voulait savoir ce que nous faisions là. Lorsqu'ils ont appris qu'il était question d'un reportage, l'atmosphère a changé, mais seulement petit à petit. En contrepartie d'une courte déclaration, la femme m'a demandé d'attacher à une corde quelques planches posées sur le sol. Elle voulait les hisser pour poursuivre la construction de son nouveau lotissement perché. Je ne me suis naturellement pas fait prier, puis Gonzo est descendu jusqu'à une poignée de mètres du sol. Il ne souhaitait pas descendre jusqu'en bas, car entre-temps un groupe d'ouvriers en gilet jaune de sécurité s'était dirigé vers nous pour… pour quoi faire au juste ?

Ils n'avaient pas le droit d'arrêter les activistes, et il ne restait plus guère là de quoi construire (les planches étant en train d'être hissées). Gonzo leur cria que la presse était sous son arbre et qu'elle observait tout ce qui se passait. Les hommes se sont alors retirés, sous les huées des occupants. Ensuite, nous avons réalisé une interview dans le calme et visité une deuxième cité perchée, avant d'aller voir la limite de la zone d'extraction, à la lisière de la forêt. La police patrouillait là avec des bergers allemands, ce qui me rappelait involontairement l'ancienne frontière avec la RDA.

À peine avons-nous quitté la forêt pour regagner le parking qu'une colonne de véhicules tout-terrain est passée en trombe près de nous en direction du lotissement perché. La police, qui nous avait contrôlés peu de temps auparavant et demandé où nous allions, avait peut-être fait savoir que nous partions.

Pour Gonzo et ses camarades de combat, le répit n'avait donc été que de trois heures. Mais il devrait bientôt se prolonger : le 1er février 2019, la Commission du charbon a fini par annoncer l'arrêt de la production d'électricité à partir de ce combustible d'ici 2038 au plus tard. Il convient aussi de préserver la forêt de Hambach, a-t-elle précisé. Le gouvernement a indiqué qu'il entendait respecter cette décision : Hambi est sauvée !

Une affaire de cœur

VOUS EN SAVEZ MAINTENANT DAVANTAGE SUR LES ARBRES et sur le lien qui nous unit à eux. Une relation plus forte encore ne serait pas pour vous déplaire ? Alors, commencez peut-être par regarder autrement ces « pachydermes végétaux ». Quand un humain observe un arbre, il s'en tient généralement à la représentation de son propre corps. Le houppier, parce qu'il est en haut, correspond à notre tête, puis suit le tronc pour… le tronc, et enfin les racines en bas, organes de support et de maintien, représentent nos pieds. Cela se reflète même dans le langage technique, où l'on parle du pied de l'arbre (en bas) ou encore de sa couronne (située en haut comme sur la tête d'un roi). Pourtant, si les racines comprennent des structures rappelant le cerveau, si des souvenirs y sont conservés et si l'on s'y applique à communiquer électriquement avec ses voisins, alors celles-ci correspondent plutôt à notre tête, voire à notre tronc. L'extension portant les cellules solaires, autrement dit le tronc avec les branches et les feuilles, ne peut quant à elle guère être comparée à nos jambes. Car c'est là que de la nourriture est produite et transformée, là qu'un arbre y voit et respire. Le fait est que cette partie supérieure peut se régénérer, puisque de nombreuses essences font de nouvelles pousses quand leur tronc est coupé. En revanche, si on n'élimine que les racines, la partie supérieure meurt en même temps. Cela dit, c'est techniquement impossible, puisqu'il n'y aurait alors plus rien pour tenir le tronc.

Malgré tout, il est plus juste de se représenter l'arbre comme une créature se tenant sur la tête – puisque le pendant de cette dernière, c'est-à-dire les racines, se trouve dans la terre chez tous les végétaux. Cette manière de voir nous aide surtout à mieux comprendre ces immenses créatures et à cultiver de l'empathie à leur égard. Or cette empathie est essentielle si nous voulons protéger la nature.

Ce que les lois et les décrets produisent, nous le voyons à notre porte : la teneur en CO_2 de l'air augmente, les mers se transforment en poubelles, les forêts se réduisent à peau de chagrin. Un tournant rapide, comme il nous en faut un maintenant, passe nécessairement par un autre chemin. Songez aux baleines et aux éléphants : leur protection est le fruit de la pure empathie. Ne peut-on considérer les arbres comme des baleines ou des pachydermes végétaux ?

Quoi qu'il en soit, il n'est pas trop tard pour protéger la nature ; le lien qui nous unit à elle est bien trop fort pour cela. En exprimant son opposition dans les forêts de Hambach ou de Białowieża, en faisant l'école buissonnière pour le climat lors des Fridays for Future et en prenant des initiatives contre la mort des abeilles, la population, toutes générations confondues, a ouvert une voie pleine d'espoir : un revirement est engagé. Un revirement non pas de la raison, mais du cœur.

Remerciements

« COMMENT FAITES-VOUS POUR TROUVER TOUTES LES informations contenues dans vos livres ? » Cette question, on me la pose souvent, et la réponse est toute simple : je suis curieux. Qu'il s'agisse de bribes d'infos dans des quotidiens, d'échanges avec des collègues ou des scientifiques, de livres ou de voyages, je tombe partout sur de fascinants phénomènes. Je les rassemble, je cherche à en savoir davantage, je lis les études correspondantes, je les exploite, puis je réunis le tout pour en faire un puzzle. Associé à mes propres observations, il en résulte de nouvelles conclusions, qui sont souvent tellement enthousiasmantes que j'ai plus d'une fois bondi de mon bureau pour m'écrier à travers la maison : « Il faut absolument que je vous raconte ça. C'est fou tout ce que les arbres savent faire ! » Si vous élargissez le sujet des arbres à celui de l'humain et de la nature, vous vous imaginez combien de fois je me suis empressé de raconter quelque chose à ma femme et à mes enfants.

Miriam, Carina et Tobias, je vous remercie de tout cœur pour votre oreille attentive ! Vous m'avez également rassuré lorsque l'écriture était déjà bien avancée, mais que mon manuscrit, comme toujours, était encore très désordonné.

Ce désordre n'était pas le résultat d'un manque d'organisation, non. C'est que, au cours de mes recherches, non pas une mais souvent plusieurs nouvelles portes s'ouvraient à la fois. Derrière, je découvrais des informations passionnantes, qui m'obligeaient à créer des chapitres supplémentaires et en rendaient d'autres superflus. Mon manuscrit a ainsi évolué, s'étoffant ici et là, se raccourcissant un peu ailleurs, et m'obligeant à déplacer certains passages.

En février 2019, le brouillard s'est enfin levé, et j'ai apporté les dernières retouches au texte avant de le présenter une nouvelle fois à mon épouse.

Je peux en l'occurrence compter sur l'esprit critique de Miriam – une qualité que l'affection émousse souvent chez les proches auxquels on soumet un texte. Elle relève tout ce qui ne va pas, marque les endroits où ma voix narrative faiblit et me présente les pages correspondantes. À l'inverse, je sais apprécier ses compliments quand elle se montre enthousiaste. Je puis alors être certain d'être sur la bonne voie.

Ensuite, Heike Plauert, des Éditions Ludwig, et son équipe m'ont aidé lorsqu'il s'est agi de trouver le juste équilibre entre réflexions et informations.

En mars, j'en avais pour ma part terminé, mais le manuscrit était encore loin d'être prêt pour l'impression. Angelika Lieke s'est alors prestement appliquée à en débusquer les pléonasmes et les imprécisions.

Parallèlement à cela, la distribution du livre s'est préparée : c'est qu'il fallait qu'il soit en librairie le jour J. L'imprimerie tournait à plein régime, Beatrice Braken-Gülke préparait mes passages télé et mes interviews. Ce livre a ainsi mis deux ans à voir le jour. Et maintenant, je suis impatient de savoir ce que vous en pensez !

Qu'est-il advenu des précédents livres ? Le produit de leur vente a permis de financer, entre autres, mon académie forestière. Elle se trouve à Wershofen, dans la région boisée de l'Eifel, et propose des séminaires et des cours sur la nature au sens large. L'équipe s'investit également en faveur de la recherche et de la promotion d'initiatives environnementales. Le cercle de la forêt à la forêt en passant par les livres s'est refermé. J'en suis heureux.

Enfin, je souhaite remercier tout particulièrement la courageuse garde des chercheuses et des chercheurs à la curiosité intacte face au courant dominant, qui tentent d'élucider des questions dont les réponses ne cadrent pas avec la vision classique du monde. Sans leur travail, il manquerait des pièces à mon puzzle, et percer le mystère du lien qui unit l'homme à la nature aurait été impossible.

Notes

1. Davidoff, Jules *et al.* : Colour categories and category acquisition in Himba and English, in : *Progress in Colour Studies*, volume II, John Benjamins Publishing Company, Amsterdam, 2006, p. 159 *sqq.*

2. Valenta, Kim *et al.* : The Evolution of fruit colour : phylogeny, abiotic factors and the role of mutualists, in : *Scientific Reports* 8, 2018, article n° 14302, https://www.nature.com/articles/s41598-018-32604-x.

3. Fademrecht, Laura *et al.* : Action recognition is viewpoint-dependent in the visual periphery, in : *Vision Research*, Elsevier, http://dx.doi.org/10.1016/j.visres.2017.01.011.

4. Par exemple, ici : https://leswauz.com/2018/06/13/das-faszinierende-hundegehoer-wie-gut-hoert-ein-hund-wirklich/.

5. https://www.augsburger-allgemeine.de/wissenschaft/Das-mit-dem-Ohren-wackeln-id5997781.html.

6. Gruters, Kurtis G. *et al.* : The eardrums move when the eyes move : A multisensory effect on the mechanics of hearing, in : *Proceedings of the National Academy of Sciences*, 6 février 2018, 115 (6) E1309-E1318 ; DOI : 10.1073/pnas.1717948115.

7. Stricker, Martina : *Mantrailing*. Éditions Franckh Kosmos, 2017, p. 32.

8. Froböse, Rolf : *Wenn Frösche vom Himmel fallen*. Éditions Wiley-VCH, Weinheim, 2009.

9. Laska, Matthias : Human and animal olfactory capabilities compared, in : *Springer handbook of odor*, 2017, p. 81-82, DOI 10.1007/978-3-319-26932-0_32.

10. https://www.augsburger-allgemeine.de/themenwelten/leben-freizeit/Partnersuche-Wie-die-Nase-die-Liebe-bestimmt-id6119146.html.

11. https://www.br.de/radio/bayern2/sendungen/iq-wissenschaft-und-forschung/mensch/riechstoerungen-diagnose-therapie100.html.

12. Steiner-Welz, Sonja : *Die wichtigsten Körperfunktionen der Menschen*. Éditions Vermittler, Mannheim, 2005, p. 249.

13. https://www.tagesspiegel.de/wissen/biologie-auf-den-geschmackgekommen/1503218.html.

14. Gerspach, A. C. *et al.* : The role of the gut sweet taste receptor in regulating GLP-1, PYY, and CCK release in humans, in : *American Journal of Physiology*, août 2011, doi.org/10.1152/ajpendo.00077.2011.

15. Gut für Gaumen und Verdauung : Forscher entschlüsseln Geheimnis der Gewürze, communiqué de presse de l'université Louis-et-Maximilien de Munich du 08 juin 2007.

16. https://www.spektrum.de/news/ohne-tastsinn-gibt-es-kein-leben/1302125.

17. *Ibid.*

18. Grunwald, Martin *et al.* : EEG changes caused by spontaneous facial self-touch may represent emotion regulating processes and working memory maintenance, in : *Brain Research* nº 1557, Elsevier, 2014, p. 111-126.

19. https://rp-online.de/panorama/wissen/der-sechste-sinn-der-tiere_iid-9317101#4.

20. Everding, G. : Brain region learns to anticipate risk, provides early warnings, suggests new study, in *Science Daily*, 27 février 2005, communiqué de presse de l'université Washington de Saint-Louis.

21. Vance, Erik : Der Weiße Hai : Gefahr oder gefährdet?, in : *National Geographic*, nº 7, 2016, p. 96-119.

22. https://www.nabu.de/tiere-und-pflanzen/voegel/vogelkunde/gut-zuwissen/12017.html.

23. Yokawa, Ken *et al.* : Anaesthetics stop diverse plant organ movements, affect endocytic vesicle recycling and ROS homeostasis, and block action potentials in Venus flytraps, in : *Annals of Botany*, mcx155, https://doi.org/10.1093/aob/mcx155.

24. https://www.wissenschaft.de/umwelt-natur/warum-gibt-es-keine-rieseninsekten/.

25. Richter, Daniel *et al.* : The age of the hominin fossils from Jebel Irhoud, Morocco, and the origins of the Middle Stone Age, in : *Nature* nº 546, 8 juin 2017, p. 293-296.

26. http://sicb.org/meetings/2016/schedule/abstractdetails.php?id=349.

27. Beaumont. B, Peter : The edge : more on fire-making by about 1.7 million years ago at Wonderwerk Cave in South Africa, in : *Current Anthropology* 52, nº 4, août 2011, p. 585-595.

28. Hubbard, Troy D. *et al.* : Divergent Ah receptor ligand selectivity during hominin evolution, in : *Molecular Biology and Evolution*, volume 33, nº 10, 1er oct. 2016, p. 2648-2658.

29. Morley, Erica et Robert, Daniel : Electric fields elicit ballooning in spiders, in : *Current Biology* 28, p. 2324-2330, 23 juillet 2018.

30. https://www.wissenschaft.de/umwelt-natur/spannung-liegt-in-der-luft/.

31. Clarke, Dominic *et al.* : Detection and learning of floral electric fields by bumblebees, in : *Science* nº 40, p. 66-69, 5 avril 2013, DOI : 10.1126/science. 1230883.

32. Greggers, U. *et al.* : Reception and learning of electric fields in bees, in : *Proc Biol Sci.*, 27 mars 2013 ;280(1759):20130528. doi : 10.1098/rspb.2013.0528.

33. Nakajima, Ken-ichi *et al.* : KCNJ15/Kir4.2 couples with polyamines to sense weak extracellular electric fields in galvanotaxis, in : *Nature Communications*, volume 6, article nº 8532 (2015), https://doi.org/10.1038/ncomms9532.

34. http://www.bfs.de/DE/themen/emf/mobilfunk/schutz/vorsorge/empfehlungen-handy.html.

35. Schopfer, Peter et Brennicke, Axel : *Pflanzenphysiologie*. 7e édition, Springer, Berlin, Heidelberg, 2016, p. 585.

36. Chehab, E. Wassim *et al.* : Arabidopsis touch-induced morphogenesis is jasmonate mediated and protects against pests, in : *Current Biology*, volume 22, nº 8, 24 avril 2012, p. 701-706.

37. Aigner, F. : How do trees go to sleep?, communiqué de presse de l'université technique de Vienne du 17 mai 2016.

38. Coghlan, Andy : Trees may have a "heartbeat" that is so slow we never noticed it, in : *New Scientist*, 20 avril 2018, https://www.newscientist.com/article/2167003-trees-may-have-a-heartbeat-that-is-so-slowwe-never-noticed-it/.

39. Rodrigo-Moreno, Ana *et al.* : Root phonotropism : Early signalling events following sound perception in Arabidopsis roots, in : *Plant Science*, nov. 2017, DOI : 10.1016/j.plantsci.2017. 08.001.

40. Gagliano, Monica *et al.* : Tuned in : plant roots use sound to locate water, in : *Oecologia*, mai 2017 ; 184(1):151–160. doi : 10.1007/s00442-017-3862-z. Epub 5 avril 2017.

41. https://www.planet-wissen.de/natur/pflanzen/sinne_der_pflanzen/pwiewissensfrage528.html.

42. Meissen, Roger : Hearing danger : predator vibrations trigger plant chemical defenses, in : Decoding science, le blog de science du Bond Life Sciences Center de l'université du Missouri, 1er juill. 2014, https://decodingscience.missouri.edu/2014/07/01/hearing-danger-appel-cocroft/.

43. Hendrix, Paul *et al.* : Pandora's box contained bait : The global problem of introduced earthworms, in : *Annual Review of Ecology, Evolution, and Systematics*, volume 39, 2008, p. 593-613.

44. Naudts, Kim *et al.* : Europe's forest management did not mitigate climate warming, in : *Science*, 5 févr. 2016, vol. 351, nº 6273, p. 597.

45. https://neobiota.bfn.de/grundlagen/anzahl-gebietsfremder-arten.html.

46. https://www.wolf-sachsen.de/de/wolfsmanagement-in-sn/monitoringund-forschung/streckenentwicklung.

47. http://www.deutsches-jagd-lexikon.de/index.php?title=Jagdstatistik_Deutschland#Rehwild.

48. https://www.jagdverband.de/jagdstatistik.

49. Dohle, U. : Besser : Wie mästet Deutschland?, in : *Ökojagd*, février 2009, p. 14-15.

50. https://www.jagdverband.de/jagdstatistik.

51. http://www.ilmaggiodiaccettura.it.

52. Schneider, A. : *Zypern, DuMont-Reiseführer*, 2016, p. 155.

53. https://www.explore-inverness.com/what-to-do/outdoors/munlochy-clootie-well/.

54. https://www.optik-akademie.com/deu/info-portal/augenoptik/das-auge/die-hornhaut.html.

55. http://www.baer-linguistik.de/beitraege/jdw/treue.htm.

56. Monbiot, George : Forget "the environment" : we need new words to convey life's wonders, in : *The Guardian*, 9 août

2017, https://www.theguardian.com/commentisfree/2017/aug/09/forget-the-environment-new-words-lifes-wonders-language.

57. Neubauer, Katrin : Warum Waldspaziergänge so gesund sind, in : Spiegel Online, 10.02.2014, http://www.spiegel.de/gesundheit/psychologie/waldspaziergaenge-warum-sie-fuer-koerper-und-geistgesund-sind-a-952492.html.

58. Haller, Albert von : *Lebenswichtig aber unerkannt*. Éditions Boden und Gesundheit, Langenburg, 1980.

59. Richter, Christoph : Phytonzidforschung – ein Beitrag zur Ressourcenfrage, in : *Hercynia N. F.*, Leipzig 24 (1987) 1, p. 95-106.

60. J. Fröhlich *et al.* : High diversity of fungi in air particulate matter, PNAS, 13 juill. 2009, DOI : 10.1073/pnas.0811003106.

61. Li Q *et al.* : Visiting a forest, but not a city, increases human natural killer activity and expression of anti-cancer proteins, in : *International Journal of Immunopathology and Pharmacology*, doi.org/10.1177/039463200802100113.

62. Lee, Jee-Yon und Lee, Duk-Chul : Cardiac and pulmonary benefits of forest walking versus city walking in elderly women : A randomised, controlled, open-label trial, in : *European Journal of Integrative Medicine* 6, 2014, p. 5-11.

63. Kardan, O. *et al.* : Neighborhood greenspace and health in a large urban center, in : *Scientific Reports*, volume 5, article n° 11610, 2015, https://doi.org/10.1038/srep11610.

64. Qing Li : *Shinrin-Yoku*. Penguin Random House UK, 2018.

65. Huffman, Michael A.: Animal self-medication and ethnomedicine : exploration and exploitation of the medical properties of plants, in : *Proceedings of the Nutrition Society*, n° 62/2003, p. 317-376, https://doi.org/10.1079/PNS2003257.

66. http://www.spiegel.de/wirtschaft/service/giftpflanze-im-rucolagestruepp-des-grauens-a-643634.html.

67. López-Rull, Isabel *et al.* : Incorporation of cigarette butts into nests reduces nest ectoparasite load in urban birds : new ingredients for an old recipe?, in : *The Royal Society Publishing*, 23 février 2013, https://doi.org/10.1098/rsbl.2012.0931.

68. https://baumzeitung.de/fileadmin/user_upload/Rinn_Restwand.pdf.

69. https://www.tagesanzeiger.ch/leben/gesellschaft/ist-der-baumderbessere-mensch/story/29727825.

70. Umweltbundesamt : Umweltbewusstsein in Deutschland 2016, résultats d'un sondage représentatif réalisé auprès de la population, avril 2016.

71. https://www.umweltbundesamt.de/themen/verkehr-laerm/laermwirkung/stressreaktionen-herz-kreislauf-erkrankungen#textpart-4.

72. Landrigan, Philip J. *et al.* : The Lancet Commission on pollution and health, *The Lancet*, vol. 391, nº 10119, 19 oct. 2017.

73. https://www.umweltbundesamt.de/themen/wirtschaft-konsum/industriebranchen/feuerungsanlagen/kleine-mittlerefeuerungsanlagen#textpart-1.

74. Der sächsische Wald im Dienst der Allgemeinheit, Staatsbetrieb Sachsenforst, Pirna, octobre 2003, p. 33.

75. Wilkinson, Toby : *Aufstieg und Fall des Alten Ägypten*. Pantheon, 2018, p. 96.

76. https://www.bussgeldkatalog.org/umwelt-baum-faellen/.

77. Naudts, Kim *et al.* : Europe's forest management did not mitigate climate warming, in : *Science* 5, févr. 2016, vol. 351, nº 6273, p. 597.

78. https://de.statista.com/statistik/daten/studie/179260/umfrage/die-zehn-groessten-c02-emittenten-weltweit/.

79. Markus Rex de l'institut Alfred-Wegener à propos de la fonte des glaces dans l'Arctique. RadioWelt, émission du 26 octobre 2018 à 6 h 5, Bayern 2.

80. Klimawandel in der Arktis, Ingmar Nitze en débat avec Arndt Reuning, émission de la station de radio Deutschlandfunk du 18 juillet 2018.

**L'EXEMPLAIRE QUE VOUS TENEZ ENTRE LES MAINS
A ÉTÉ RENDU POSSIBLE GRÂCE AU TRAVAIL DE TOUTE UNE ÉQUIPE.**

COUVERTURE : Sara Deux
CORRECTION : Sarah Ahnou, Isabelle Paccalet et Laurent Raymond
MISE EN PAGE : Soft Office
PHOTOGRAVURE : Les Artisans du regard
FABRICATION : Marie Baird-Smith
COMMERCIAL : Pierre Bottura
RELATIONS LIBRAIRES : Jean-Baptiste Noailhat / Damien Nassar
PRESSE/COMMUNICATION : Jérôme Lambert
avec Axelle Vergeade

DIFFUSION : Élise Lacaze (Rue Jacob diffusion), Katia Berry (grand Sud-Est), François-Marie Bironneau (Nord et Est), Charlotte Jeunesse (Paris et région parisienne), Christelle Guilleminot (grand Sud-Ouest), Laure Sagot (grand Ouest), Diane Maretheu (coordination) et Camille Saunier (ventes directes), avec Christine Lagarde (Pro Livre), Béatrice Cousin et Marie Potdevin (équipe Enseignes), Fabienne Audinet (LDS), Marine Fobe et Richard Van Overbroeck (Belgique), Alodie Auderset (Suisse), Mansour Mezher (grand Export)

DISTRIBUTION : Hachette

DROITS FRANCE ET JURIDIQUE : Geoffroy Fauchier-Magnan
DROITS ÉTRANGERS : Sophie Langlais avec Anne Zunino
ACCUEIL ET LIBRAIRIE : Laurence Zarra
ANIMATION : Sophie Quetteville
ENVOIS AUX JOURNALISTES ET LIBRAIRES : Vidal Ruiz Martinez
COMPTABILITÉ ET DROITS D'AUTEUR : Christelle Lemonnier, Camille Breynaert et Christine Blaise
SERVICES GÉNÉRAUX : Isadora Monteiro Dos Reis

Certifié PEFC
Ce produit est issu de forêts gérées durablement et de sources contrôlées.
PEFC 10-31-3068
pefc-france.org

Les couvertures et les bandes ont été imprimées
en France par l'imprimerie Déjà Link à Stains (93), en mars 2020.

Achevé d'imprimer en France
par CPI Bussière à Saint-Amand-Montrond (Cher)
en octobre 2020.

ISBN : 979-10-375-0068-7
N° d'impression : 2054137
Dépôt légal : avril 2020